融合医療

世界の民族伝統医療に学ぶ日本の医療

まえがき

内胸動脈を使用して冠動脈との直接吻合を内胸動脈狭窄症に世界始めて1958年2月に成功して以来左右内胸動脈と右胃網動脈と主要冠動脈直接吻合を施行したが、見学に来訪したクリーブランドクリニックのファバロロ博士とフマナ病院のデイートリック博士は手術を容易にするため伏在静脈の移植の使用を広めたため、栄養血管が欠如し動脈圧に耐えられないので繊維化による狭窄が起こった為20年前からは開存率が95%である自己動脈の使用が推奨されている。

心臓弁の修復に人工弁を避けて心嚢膜や広筋膜の使用を1953年に発表したが、現在僧房弁と大動脈弁再建に心嚢膜が使用され始めている。

人体に異物を挿入することは拒否反応が起こるので、輸血も異物であるので輸血を拒否するエホバ証人を無輸血で7000人に殆どの臓器の手術を施行し、500ccの食塩水充填で一回の通過で血液を酸化出来る人工心肺を作成し、300例の開心術を施行したが、現在人工心肺の改善により約三分の一の開心術は輸血をせずに施行されている。以上の理由で患者の人体を自然に近い形で治癒させる事が自然の摂理を尊重する多くの伝統医療に関心を持ち始めた。

医療の発展には世界の医療制度を視察し、日本に適した医療制度と医療を導入する事が重要であるとの観点から現在迄20年間に137カ国を訪問し、先進国10カ国には数回に亘り、新興国12カ国、発展途上国115カ国では医療制度の改革により近代医療の導入を指導すると共に民族伝統医療の治療士と直接面談により全人類の70％は近代医療の恩恵に浴する事が出来ないため、伝統医療に依存している。ポルトガル、スペインなどの植民地政策により殆どの伝統医療が破棄されたが、東洋では日本の漢方、中国の中医学、印度のアーユルヴェーダ、モンゴル、チベットのチベット医学は従来の形で保存されている。伝統医療は全人的で自然の恩恵を尊重し、西洋医療は17世紀にデカルトの心身二元論を根拠として科学が発達し、１８００年にランネックの聴診器発明とジェンナーの種痘や、１８３０年のロキタンスキーの解剖学、１８５８年のビルショーの病理学、１８６０年のパスツール、コッホの細菌学により近代医療が発展し始めた。

但し、心身二元論により精神病学はフロイドにより１９３０年になるまで導入されなかった。近代医療は臓器中心医療で伝統医療の全身的医療であるため、両者を融合することにより理想的な医療が可能となる。最近先進国でも伝統医療の研究や独自の伝統医療の復活をしているので、国際融合医療協会を２０００年に設立、アーユルヴェーダ医療融合医療協会を２０１０年に創立し、設立趣旨を発表し毎年セミナーと年次会を開催している。今回講演と執筆の内容を三冬社に纏めて頂き、融合医療のあるべき姿に付いて皆様のご参考とし、ご批判を仰ぎたいと存ずる次第であります。

２０１７年６月吉日

廣瀬輝夫

目 次

第1章　融合医療のすすめ

日本の医療は基本的には西洋近代医療であるが、その欠陥を補うために民族伝統医療の利点を融合することによって、不必要・不適当な治療を避け、医療費の浪費を防ぐことが可能であり、またそれは国民の健康・福祉の増進に役立つと思われる。

近代西洋医療では不定愁訴、緩和医療、化学療法と放射線療法の副作用、精神医療などには効果のある治療法はなく、東洋伝統医療を活用することにより精神的安静と身体的苦痛を軽減することが可能である。又、炎症性疾患、自己免疫性疾患、悪性腫瘍疾患に対しての治療は生物薬、分子標的薬などによる治療薬が発達しているが、著しく高価で治療のため通院や入院を必要とし効果が不明であり副作用が多いので自己免疫力を向上させる精神療法や生薬投与が必要であろう。

また、生活習慣病には伝統医療に薬膳、生薬などは発生予防と変性疾患である動脈硬化症、高脂血症、糖尿病に移行し冠動脈疾患、脳卒中、末期慢性腎炎などを防ぐ効果があり、西洋医療による治療と融合が可能であり、精神科治療にも有効である。

古代医療の種類について述べると、伝統医療としてはアーユルヴェーダと中国医療およびユナニ医療があるが、ユナニ医療はエジプト医学およびギリシャ医学から起こり、現在は西洋の近代医療に包摂されている。中国医療の生薬、鍼灸、瞑想は日本で漢方および鍼灸、座禅として発展を遂げ大成した。わが国の漢方薬は中国の生薬より優れているので採用した方がよい。中国の気功、太極拳などはアーユルヴェーダのヨガとともに有用である。

民族医療ではフランス起源のタラソテラピー（海水・海藻療法）、トルコ風呂、サウナ、アロマテラピー（香料療法）、オーラソーマ（色覚療法）などが採用できる。新興医学としてはオステオパシーが正規医療に吸収されたが、その手技療法はカイロプラクティックに継承され、日本の指圧、按摩、柔道整復に匹敵する。ナチュロパシー（自然療法）の森林浴、有機野菜、生薬、補助食品や、ホメオパシーの希釈薬も欧米では実施・使用されている。バイオフィードバック、弱電気刺激、磁場および気圧変動療法、オゾンや一酸化窒素の吸入療法、催眠術、手かざし療法、接触療法なども、免疫力増進、術後の精神安定に良いとされている（表１−１）。

インド医学、チベット医学、中国医学、日本の漢方では、疾患の種類については全く分類がないので、近代医療と融合するにはまず疾患の分類に

	種類	国名	療法	起源
1 伝統医学	アーユルヴェーダヨガ	インド密教	食養生、薬草	3500年前
	ユナニ医学	アラブ（エジプト、ギリシャ）	温浴、薬草	3000年前
	中医学（TCM）、漢方	中国、日本	気功、鍼灸、薬草	2500年前
2 民族医学	タラソテラピー（海洋療法）	フランス	指圧、砂浴	500年前
	アロマテラピー（香料療法）	ギリシャ、ローマ	湿布	2500年前
	オーラソーマ（色覚療法）	イギリス	光、色彩	250年前
3 新興医学	ホメオパシー	イギリス、ドイツ、フランス		200年前
	カイロプラクティック	アメリカ		50年前
	ナチュロパシー（自然療法）	アメリカ		30年前
	オステオパシー	ドイツ、アメリカ		100年前
	バイオフィードバック	アメリカ		50年前
	整体術、柔道	日本		70年前
	新日本式鍼灸	日本、中国		220年前
	禅、瞑想	日本		220年前
	気功	中国		220年前
	太極拳	中国		220年前

（表1－1）

より、伝統医療の治療法が適用できるかを考慮する必要がある。著者の分類によると、事故や環境からの外傷では、擦過傷、打撲傷や単純骨折の治療以外にはあまり有効な治療法はないが、高山病の予防に対しては有効な薬草があるという。病原体による感染症には、免疫力を増進して予防および回復に貢献する薬草はあるが、病原体の殺菌が可能とされる生薬の効力は疑わしい。

炎症性起因による自己免疫疾患に対しては、免疫力増進が可能な治療法がある。近代医学のいまだに副作用が強く高価な分子標的薬を使用するよりも、伝統医療の生薬による治療のほうが有効で安全な場合も多く、また安価であるので活用が期待できる。生活習慣病では、高血圧、脂質異常、高血糖および肥満などの治療に効果がみられる生薬や補助食品もあり、副作用も少ないので、初期の治療には効果的に使用できる。更に、糖尿病、動脈硬化による心筋梗塞、脳卒中、末梢動脈狭窄などの発病後の治療では、症状の改善はみられても、原因疾患の治療には有効度は低い。

良性・悪性腫瘍や遺伝子疾患にはあまり効果的な治療法はないが、悪性腫瘍の発生および進行には免疫力の影響が大きいことが最近判明しており、免疫力を増進する代替医療による治療は、近代医学の化学療法を補助したり副作用を緩和したりすることができる。しかし、伝統医療で悪性腫瘍の完治は期待できない。

精神疾患の治療については、近代医学では150年程度の歴史しかなく心身二元論を基本としたので発達が遅れており、数千年の歴史を持つ全身治療の伝統医学にむしろ有効な治療法が多い。瞑想、座禅、気功、太極拳、ヨガや生薬などの治療を近代的精神科治療に併用して現在の心身治療科を改善し、日本独自の心身療法を開発することが有意義だと信じる。そのほかに頭痛、関節痛、腰痛、筋肉痛や術後の疼痛治療において整体術、アーユルヴェーダのマッサージ、按摩、カイロプラクティック、鍼灸、バイオフィードバックなどが効果を発揮する（表1-2）。

外科手術後および化学療法に際しての副作用には、漢方薬やアーユルヴェーダの生薬が効力を示しており、ホスピスケアにおける末期患者の精神安定や疼痛苦悩制御にも適している。したがって、こうした場合には、副作用が強く患者に苦痛を与える高価な化学療法や放射線療法を強行して医療費を浪費することを避けるべきである。

	原因	誘因	発症
事故	鋭器 鈍器 打撲 寒冷 温熱 気圧	*注意力散漫 偶発 暴力	切り傷　裂傷　*捻挫　火傷　*擦過傷 骨折　*高山病　潜函病　航空病　宇宙病 *神経損傷　など
病原体	真菌 リケッチア ウイルス 糸状菌 寄生虫	感染 *免疫低下	感染症　肝炎　インフルエンザ　エイズ 肺炎　性病　赤痢　マラリア　胃潰瘍 *中耳炎　*感冒　など
*炎症性起因	抗体生成細胞 免疫リンパ細胞 外的刺激	*免疫不全 過敏反応	自己免疫不全症　*アトピー性疾患 *天疱瘡　*紅斑性狼瘡　*喘息 *関節リウマチ　*花粉症　心筋症 *筋無力症　*多発性硬化症 クローン病　など
*生活態度	*食事　運動 休養　喫煙・飲酒 麻薬・薬物摂取 性生活 ストレス *生活態度	*体質 遺伝因子	*生活習慣病　*高脂血症　*肥満症 *高血圧症　*薬物中毒症 *アルコール中毒　尿管結石　胆石 *骨粗鬆症　閉塞性肺炎　職業病　など
環境要因	有害化学物質 放射能 騒音	遺伝子表現型 *老化	変性疾患　*糖尿病　血管硬化症 末梢動脈狭窄　脳卒中　心筋梗塞 白内障　黄斑変性　内耳硬化症 大動脈瘤　肝硬変　など
再生機能	細胞増殖 *内外分泌異常	遺伝因子 *刺激因子 *免疫反応	腫瘍　良性腫瘍　がん　肉腫　白血病 内分泌疾患　末端肥大症　アジソン氏病 *胃酸過多症　*スプルー *前立腺肥大症　など
遺伝子欠陥	先天性奇形 異常タンパク生成	促進因子 ウイルス感染	先天性疾患　精神遅滞児　線維嚢腫症 伝導性不整脈　若年性糖尿病 アルカプトン尿症　ファロー四徴症 水頭症　脳膜瘤　*セリアック病　など
*心的要因	遺伝因子 社会環境	*ストレス 細胞変性	精神疾患　統合失調症　二相性躁鬱病 *うつ病　*神経症　*パニック症候群 *ADHD　*PTSD　*拒食症 *アルツハイマー型認知症　*癲癇　など

*伝統医療で治療可能　（著者作成）

（表1－2　主要疾患の分類）

第2章　西洋医学の源泉「ユナニ医学と生薬療法」を探る

西洋医学の源泉を知る

融合医療は、世界の三大伝統医学である西洋医学と中国医学およびアーユルヴェーダ医学を根幹として民族医学や新興医学のなかから有益であるものを融合したものである。アラブのユナニ医学はギリシャ医学にメソポタミアやエジプトの古代医療を総合してアビロニナ氏により一一世紀に完成されたもので、薬学および内科学の基礎となり、その後中世期にはキリスト教の僧院生薬医療として発達した。

一五世紀になりイタリアで科学的な基礎医学である解剖学、生理学、医化学が加えられ一八世紀にドイツで細菌学、病理学、さらに臨床医学の外科学、産科学などが導入され、一八世紀末にはオーストリアで精神病学が加わり近代西洋医療が創始された。

イギリスやフランスから米国に伝えられてからさらに発達し、一九六〇年代に先端医療である人工呼吸や気管内麻酔などが始まり、一九七〇年代には臓器移植、一九八〇年代に遺伝子工学や生物工学が発達し、現在の西洋医療が確立された。それゆえユナニ医学を研究することによりその源泉を探ることが必要である。

ユナニ医学の歴史

ユナニ医学は、アラブ民族の世界支配とともに九世紀から一五世紀にわたり西欧諸国の標準医療として重んじられた。まずギリシャおよびローマの古代医療をシリア王国が吸収統合し、それが古代アラビアに伝わり、一〇世紀、ユナニ医学者のラーゼスが種痘や麻疹を詳述して臨床医学を確立した。一一世紀にアビセンナが総論として医学概論、薬物論、医学各論では病理学、内科、外科、身体部位の病気、薬物集、薬物製造法などの理論医学の著書を纏め、それが一八世紀頃まで西欧の医学教科書として使用されていたという。古代医学では自然神の祟りによる疾病が信じられ祈祷が施行されたのみであったが、紀元前三〇世紀にバビロニヤでは現在の経験医学の始まりといわれる広場医療として病人に通行人の意見により治療法を尋ねたという。その頃には呪術師（sharman）がすでに薬草を栽培しアロエ（外用薬）、大麻（鎮痛薬）、イヌホーズキ（劇薬）、ロカイ（下剤）、ベラドンナ（鎮咳薬）などが知られ、メソポタミアでも紀元前一〇世紀より呪術のほか薬草も使用されていた。紀元前二〇世紀にはエジプトではミイラ作製のためテルペン油が防腐剤や溶解剤として、また松脂が接着剤として使用されていた。紀元前一五世紀にはEBERS薬物百科には五〇〇種類の生薬が記載され、阿片（鎮痛薬）、麻黄（鎮咳薬）、蓖麻子油（下剤）などが見られ、ギリシャ本草の基礎となった。ギリシャでは紀元前五世紀にイオニア派のヒポクラテス、ヒポクリット、ピタゴラスが祈祷、神殿治療、自然全身療法、体育訓練を強調し、また体液病理学として四体液質である血液、粘液、黄胆汁、黒胆汁の正常化により疾病の治癒が可能であると唱え、これがユナニ医学の四体液説の基礎となった。これに対抗し対岸のコス島のクニトス派は病気診断と分類に重きを置いたが近代医療が一六世紀にイタリアで発達するまではあまり主要とされなかった（表2−1）。

紀元前五世紀にインドではアーユルヴェーダ医学が発達し三体質要素のvata（風、気）、pitta（火、熱）、kappa（水、冷）のドーシャ（体質）の優劣の変化により疾病が発生し、治療法にはパンチャカルマ（身体清浄法）としてヨーガ（瞑想）、断食、嘔吐、浣腸、瀉血のほかは自然治療として食餌制限および薬草療法が唱えられた。それが中国に伝えられて山海経では医食同源および薬草一五〇種類が記載され、紀元前四世紀の神農本草経になると五〇〇種類の薬草となり、現在も使用されている大根、生姜、葛根、柴胡、芍薬、桔梗、桂皮、甘草、地黄、大黄、麻黄、附子、当帰、人参、夏枯などとともに動物性である牛黄（牛胆石）、竜骨（マンモスの化石）や鉱物

1. 多血質
血液が多い人（熱血型で積極的、社交的、情熱的な性格。体格はよく、赤ら顔。赤い吹き出物がよくできる。舌が赤く、口内炎もよくできるタイプ）

2. 粘液質
粘液が多い人（人格は執着型。穏和、冷静、沈着で、注意深く、抑制力があり、頼りがいがある。色白で皮膚は柔らかいが冷たい。体毛は少ない。眠くなって倦怠感を感じて怠惰になることがある。骨は細いが、ぶよぶよと水太りしやすく、筋力の力は弱いタイプ）

3. 黄胆汁質
黄胆汁が多い人（人格は、かんしゃく型。興奮しやすく、落ち着きがなく、衝動的、短気、攻撃的、ひがみっぽく、気分が変わりやすい。皮膚や色が黄色で、毛深い。口渇が強く口が苦いことが多い。嘔色が黄色で、毛深い）

4. 黒胆汁質
黒胆汁が多い人（人格は抑うつ型。非社交的で意気消沈しやすい。悲観的で気むずかしい。心配性だが、反応が遅く、気まぐれで、融通もきかない。痩せて色黒で毛深い。皮膚が褐色がかって黒くて粗く、シミや湿疹ができやすい。ときどき、むさぼるように食べることがある。過敏で不安感を感じやすい）

（表2−1　ユナニ医学　四体液説）

性薬品も一〇〇種類ほどが記されている。そのほかの治療法としては気功、鍼灸が施行された。また中国では陰陽五行説が疾病の原因にあげられ、疾病が進行度により証に重きを置いて薬草の処方を変える必要があるとして数種の薬草の混合処方が行われ始めた。

ローマの医療はギリシャの医療をそのまま受け継いだため大きな発展はなかったが、特記すべきものとしては、紀元五〇年のケルススの医学論で炎症の特徴として発赤（rubor）、腫れ（tumor）、発熱（calor）、疼痛（dolor）の四特徴についての記述があり、これはユナニ医学、さらに現代医学でも継承されている。またDisocrateleは五一九種の薬草を記連し薬草実験分析学や養生学、衛生学を確立した。紀元一六〇年にアレキサンドリアのGalenが動物解剖学を創始し自然生命力の存在を唱え、また治療法として瀉血、薬物治療、マッサージを提唱した。三世紀にはCatoneが中国医学とも共通している五元説の火、水、木、金、土が疾病の発生に関係があることを記述し、またキャベツが万能薬として用いられた。シリア王国で六世紀前半にセルギオスがギリシャやローマの医療を翻訳し、それがアラビア語に再翻訳され、九世紀にはイスハークがアーユルヴェーダをシリアを通してアラブ諸国にも伝えたという。

しかし、ユナニ医学はアラブ民族がインド、東南アジア、中国西域をはじめスペイン、エジプトを含む北アフリカを征服したためスペインを通して中南米の薬草も含めてそれら諸国の治療法も伝えられ、使用された薬草の種類も多くなった。ユナニ医学はギリシャおよびローマ医学を踏襲したが薬草治療のほかには温熱療法およびマッサージなどの理学療法が主流であり、外科的療

年代	民族	記述名	古代医療(薬草)
30世紀BC	BABIRONIA	契状文字	ロカイ(下剤)　イヌホーズキ(劇薬)　大麻(鎮痛剤)
20世紀BC	EGYPT	ミイラ防腐保蔵	松脂(接着剤) 植物テルペン油(防腐剤)
15世紀BC	EGYPT	EBERS薬物百科	500種、阿片(鎮痛剤)　麻黄(鎮咳剤)　蓖麻子油(下剤)
5世紀BC	GREEK	ギリシャ本草	柳の葉(鎮静剤)
	INDIA	アーユルヴェーダ	三体質要素(気・風、熱・火、冷・水) 食餌薬草療法
	中国	山海経	医食同源　薬草種類150種
4世紀BC	中国	神農本草経	500種、大根　生姜　葛根　柴胡　芍薬　桔梗　桂皮　甘草　地黄　大黄　麻黄　附子　当帰　人参　夏枯など
1世紀AD	ROMA	DISOCRATELE	519種、薬草実験分析　養生学　衛生学
2世紀AD	ROMA	GALEN	四元説(血液　粘液　黒胆汁　黄胆汁)
3世紀AD	ROMA	CATONE	五元説(火水木金土) キャベツ(万能薬)
9世紀AD	ARAB	ラーゼス	四元説(水火土風)　臨床医学
10世紀AD	キリスト教国	僧院	薬草栽培
11世紀AD	ARAB	アビセンナ	薬物論　薬物製造法
12世紀AD	キリスト教国	十字軍	センナ　アルコホール　繊維胃石
	ENGLAND	オックスフォード医大	薬草分類
14世紀AD	ITALY	メジチ王国	錬金術
15世紀AD	ENGLAND	HERBANアカデミー	色　形　味　臓器疾患
16世紀AD	ITALY	ルネッサンス	解剖学　生化学　生理学
19世紀AD	GERMAN	ベルリン大学	病理学　細菌学

(表2−2　人類薬草活用の歴史)　　(著者作成)

法は傷口の焼灼や手首を切る瀉血以外は記述されておらず、新しい学説や治療法は発達せずに終わった（表２－２）。

生薬の歴史

現在使用されている近代薬品は一五〇〇種類以上に上るが、その二五％は植物が源泉であり一九世紀の初めまではほとんど薬物は生薬であった。人類が薬物を使用したのは七〇〇〇年前に遡るといわれるが、その証拠はエジプトやメソポタミアの壁画にあるがその大半は動物や鉱物からのものであったという。バビロニアでは五〇〇〇年前の契状文字の記述から植物性のロカイ、イヌホーズキ、大麻などが薬品として使用されたことがうかがわれ、四〇〇〇年前にはミイラ作製のため植物からのテルペン油が防腐剤として、また松脂が接着剤として作製され、アルコール類も植物や果実を発酵させて飲用していたとパピルスに記されている。

三五〇〇年前にはEBERS薬物百科に五〇〇種類の生薬が記載されており、二五〇〇年前にはギリシャではヒポクラテス派が祈祷、神殿療法、自然食餌療法とともに生薬を使用していた。インドでも二五〇〇年前にアーユルヴェーダ医療で食餌療法とともに薬草が処方されており、その薬草は中国に伝えられて山海経には薬草一五〇種が掲載されている。二四〇〇年前の「神農本草経」には、現在もその大半が漢方で使用されている約五〇〇種類の生薬が記載されており、これを上中下の三種類に分類し、上薬は命を養うもので長期の服用が可能であり、下薬は病を治す有益なものであるが作用が強いので有害なものもあり、中薬は性を養い発病を防止すると述べている。二〇〇〇年前にはローマのDesocrateleが五一六種類の実験分析を施行している。一〇〇〇年前にアラブではギリシャの薬草がローマを通じて伝わり、八〇〇年前には隊商によりインドおよび中国から香料と薬草が運ばれ、さらにこれらはキリスト教国での僧院治療に用いられ五〇〇年前には僧院の薬草園で栽培されて近代西欧諸国の生薬治療の基礎となった。

日本の生薬で最も古いものとされるのは、神話の大国主命が因幡の白兎の外傷にカヤの葉を使用したと伝えられているが、紀元七〇〇年頃の平安時代の春の七草の芹、薺、御形、繁縷、仏座、菘（カブ）、蘿蔔（大根）は薬草であり、正月の七草粥に使用されているが、万葉時代の秋の七草は観賞用であるがそのなかの葛花の根（葛根湯）、女郎花（黄花竜牙草）、藤袴（蘭草）、桔梗の根（朝顔の根）は薬草として用いられた。そのほかゲンノショウコ、ドクダミ、センブリ、桜の樹皮や煎茶などの日本民間胃腸薬もあるが、わが国で漢方薬としては主として中国から到来した薬草が和漢薬と呼ばれた。数種類の薬草の混合薬として使用されたものに柴胡湯、桂枝湯、建中湯、地黄丸、四物湯などがあるがいずれも拮抗作用と相乗作用とがあるので、その過剰な摂取は危険とされ成分の混合の割合も大切である。また成分が多様であるため種々の疾病に同じ薬品が使用されている。わが国の最初の薬草集は紀元九一八年の本草和名で、一六三〇年の貝原益軒による大和本草には現在使用されている漢方薬がほとんど含まれている。

薬草発生史

現在代替薬として使用されているspirelina（藺藻）やchlorelia（海藻）は三〇億年前の原生期に最初に出現した海中植物で、寒天やスギ海苔は五億七〇〇〇万年前、蘇鉄は三億九〇〇〇万年前の古生期に発生していた。銀杏や麻黄は中生期に、ナツメ、肉桂は一億年前、茶、大黄は六五〇〇万年前、甘草は三八〇〇万年前に猿人が出現した頃にすでに生育していた。二五〇万年前に古代人が現れた頃には薄荷、桂皮、生姜、ロカイ、カモミル、コーヒーなどがすでに発生していた。一万年前の青銅時代には人類がこれらの薬草の恩恵にあずかっていたことが窺われる（表２−３）。

原始人は初めは野生の草木の葉、茎、根および果実のほか狩猟による鳥獣の肉、魚介類を食料としていたが、農耕のよる栽培が可能になると麦、稗、きび、米、大豆、とうもろこしやたろう芋、甘署、馬鈴薯などを主食とし始め、副食としてキャベツや大根などの野菜を摂取し、その頃から薬草も用いられるようになったと考えられる。また飲料としては、果実や穀物の発酵によるアルコールも使用され始めた。生薬はメソポタミア、インカなどの古代王国で使用され始めた形跡がみられ、エジプト、ギリシャ、インド、中国では盛んに医療に使われ、アラブ諸国に伝わりその後ロシア、中近東および西欧諸国の王室や僧院で行われ、中世の薬草治療の基礎が築かれ

時代	年代	薬用植物	動物および人類
原生期	30億	顫藻(spirelina)　海藻(chlorelia)	
古生期	5億7千万	寒天　スギ海苔	海綿　三葉虫　クラゲ
	5億5百万	褐藻(ヒバマタ)　紅藻(サンゴモ)	(無脊椎動物)
	4億3千万	麹(yeast)　赤カビ(pencillium)	カブトウズ類
	4億8百万	アイスランド苔	(無脊椎動物)
	4億	ヒカゲノカズラ	無尾類　魚類　イモリ
	3億6千万	ドグサ類(スギナ)	
	3億9千万	蘇鉄	爬虫類(海中、地上、空中)
中生期	2億4千8百万	雄羊歯　銀杏	ダイナソア
	2億1千3百万	松　杉　イチイ　イチイモドキ	鳥類
	1億4千4百万	麻黄(ephedra)	第一代哺乳類
共生期	1億	ナツメ　楠　肉桂(cinnamon)	草食動物　肉食動物
		月桂樹　ハシバミ(hazel)	哺乳類　霊長動物
		紫蘇　麻　イラクサ(nettle)	狐　猿類
	6千5百万	白樺　大黄(rhubarb)　菩提樹　茶	
		巴草　葵	エジプト猿人
	5千5百万	ココア　柳　薄紅立葵(marshmallow)	ケンヤ猿人
	3千8百万	甘草(liquorice)　トケイソウ	ラマ猿人
	2千5百万	キンバイカ　サンザシ　タマリンド	
		大豆　エヒラハギ	
	5百万	橡の木(horse chestnut)　昆麻	オーストラリア猿人
		ウイキョウ　ヤドリギ(mistletoe)	第一世代類人
		クロウメモドキ　ハンノキ	
新生期		ハシリドコロ(belladonna)　ダツラ葉	
	2百50万	ハッカ　桂皮(lavender)　ヨモギ(sage)	古代人
		狐の手袋(digitalis)　キナ　コーヒー	石器時代
		カノコソウ　カンザシ(camomile)　菊	
		タンポポ　サトウキビ　ロカイ(aloe)	現代人
		生姜　ショーズク　阿仙草	薬草療法
	3万5千	竜の木(dragon tree)	
	1万	菖蒲	
			青銅時代

(表2−3　薬草発生史)　　　　(イタリアABOCA博物館所蔵)

た。

中世の薬草についての図鑑は一四世紀にドイツのWillibaldsberg城のEichstatt庭園の一一一〇種の薬草をBeslerが写生したものが一六〇三年に印刷されたのが初めてであり、現在も当時の植物図鑑として重用されている。生薬についての著書はドイツのThiemeのEuropean SceientificCorporate of PhitotherapyとBlenthal, Goldberg, Ponndmanによる「E COMMISSION」が標準的な記述であり、米国でも代替薬の研究書として使用されている。

ABOCA生薬博物館

西欧における中世期までの生薬の歴史を知るためには、イタリアのトスカナ地区が生薬療法をはじめ代替医療が盛んなためフローレンスから北東に約三〇キロメートル離れたサンセポーロにフィアット社が寄贈した世界で唯一の薬草博物館があるので一見に値する。博物館は三階建てで生薬、薬石、古代および中世の薬草保存容器、中世の製薬器具が展示され、そのほか階段脇の両壁には一七世紀にBeslerが作成した生薬図鑑を複製した頁の数々が掲げられている。

一階には中世期からの薬品の文献を備えた図書館があり、生薬に関する著書の売店や名札が付けられた薬草が天井から吊り下げられ、人類が薬草を活用した歴史が展示されており、二階と三階には中世期における薬局や鉄格子内の貯蔵室が再現され、ガラス瓶や陶器製の壷の現物が展示されなかには芸術的にも優れたものが見られた。

また銅製の製薬抽出器具による生薬精製法や薬用秤も展示され、当時の薬局内の情況が窺われる。生薬以外に動物性の鰐、海亀や鉱物の粉末からの薬物など当時使用されていた現物も見られた。通りを隔てた公園には薬草が栽培され、生薬に用いられた樹木が育成されていた。ちなみにこのトスカナ地区は、フローレンス、ピサ、ミラノの三大都市を含めたイタリア中部地区で、生薬療法をはじめとした伝統療法と近代西洋医療を統合させて地区厚生省がそのすべてを医療保険で支払いをしているのは先進国では珍しい。

生薬より製剤された近代薬品

現在使用されている薬品の二五%は植物製剤であるが、そのうち主要な製剤の歴史をあげてみると一八〇四年にドイツのセルチェネルがケシの実から麻薬の阿片を抽出したのが初めとされ、続いて一八一八年にキナの樹皮からマラリアの特効薬であるキニーネを作成した。同年にストリキニンやサントニンなども作成されている。

一八二八年にはフランスでプーサンコールがfox gloveから心疾患治療に有効で現在も主要薬であるジギタリスが製造され、さらに同年、柳の葉からドイツでバイエルが万能薬のアスピリンを抽出したが、すぐにサルチル酸として化学的合成が容易となり解熱剤、鎮痛薬として用いられ現在では血液抗凝固薬として心筋梗塞の予防に使われている。

一八三三年にはトリカブト（附子）の根から毒薬アコニチンが抽出されている。それまではほとんどの植物からの製剤がフランスおよびドイツで作られていたが、一八八七年には日本の長井長義が麻黄の根から最近まで喘息の治療薬として全世界で特効薬として使用されていたエフェドリンを抽出した。

一九二八年にはドイツのフレミングが最初の抗生物質であるペニシリンを、寒天培養器に生えた青カビが細菌の繁殖を妨げるのを観察してその培養に成功し製剤として完成させ、それが現在の感染症治療の基礎となった。その後次々に発見された抗生物質は、熱帯雨林の植物や土壌内のカビから抽出されたものが多い。

一九五七年には南米の原住民が狩猟の際に毒矢に使用するために竹筒に保存していた植物から採取した毒薬のクラーレから、ドイツのボベが、現在、静脈麻酔で筋弛緩剤として重要なサクシニールコリンを抽出して、外科手術を容易にした。

また現在悪性腫瘍に対する化学療法に有効なタキソールは、一九九六年に米国の生薬研究者であったホルウイッツが熱帯樹木のイチイから抽出に成功した。化学的分析により合成も可能となり大量生産され乳がんや卵巣がんの治療の主要治療薬となっている。また最近それに類似した合成薬品であるイリオテカンが末期肺がんの化学療法に日本で発見され使用されている。このように現在でも、生薬から殊に熱帯雨林の草木やカビ、深海の珊瑚などを採取して種々の抗生物質や化学療法薬品を生産する努力が行われている。

生薬のなかには毒性のあるものもあり、その取り扱いには注意が必要であるということは中国の神農本草経の下薬の使用記述に示されているが、劇薬として五〇〇〇年前にバビロニアで使われたイヌホーズキや二〇〇〇年前にギリシャのソクラテスの処刑に使用されたヘムロック、また漢方薬で使用されているトリカブト（附子）などがよい例であり、茸類は毒性の強いものが多いのは周知のことである。

また大麻はマリファナの原料で現在米国では麻薬として取り扱われている。最近ではエフェドリン（麻黄）を含んだ生薬もアレルギー疾患に対する治療薬としては副作用が強く死亡例が多いためと、煮沸により容易に覚醒剤が作成できるので米国のＦＤＡ（食品、薬品取締局）が市販を禁止している。漢方薬や中国の薬草は薬品としては承認されておらず、中華街の乾物屋や健康食品店でサプリメントとして販売されており、生薬および漢方薬が医療保険で支払われているのは日本、韓国とドイツのみである（表2－4）。

疾病の生薬療法

疾病に対する生薬治療は伝統および融合医療では重要なものであるが、現在西洋医療では疾病の分類が行われていないので著者により新たに疾病を原因、誘因、発症により分類すると、①事故による切傷、骨折などの外傷や環境の変化からくる高山病、潜函病、航空病、宇宙病や火傷、凍傷など、②病原体感染による感染症、エイズ（自己免疫不全症）、マラリア、サーズ、鳥インフルエンザなど、③炎症性起因である自己免疫性疾患、アトピー性皮膚炎、喘息など、④生活態度からくるメタボリックシンドローム（代謝障害症候群）や生活習慣病（肥満症、高血圧症、高脂血症、糖尿病）など、⑤環境状態が要因とされる変性疾患の脳卒中、心筋梗塞、肝硬変など、⑥再生機能

年度	生薬名	抽出成分	発見者
1806	ケシの実（Poppy Seed）	阿片（モルヒネ）	セルチェネル（ドイツ）
1818	キナの樹脂（Cinchona Bark）	キニーネ	バレンティエ（フランス）
	マチンの種子	ストリキニネ	—
	鶴鳳	サントニン	
1828	狐の手袋（Fox Glove）	ジギタリス	プーサンコール（フランス）
	柳の葉	サリシン（アスピリン）	バイエル（ドイツ）
1831	ハシリドコロ（ロート）根	アトロピン	マイン（ドイツ）
1833	トリカブト（附子）根	アコニチン	ガイガー（ドイツ）
1864	カラバル豆	フィゾスチミン	—
1887	麻黄（Ephedra）根	エフェドリン	長井（日本）
1907	甘草（Liquorice）根	グリシライザ	チル（ドイツ）
1916	サイコ（柴胡）根	サイコサポニン	ヘッセ（ドイツ）
1926	黄連　黄柏	ベルベリン	—
1928	ペニシリンカビ	ペニシリン	フレミング（ドイツ）
1929	杏竹桃の樹皮	ストロファンチン	シンバチエ（フランス）
1936	袋クラーレ	ツポクラミン	キング（イギリス）
1940	大黄（ルーバーブ）根	センナサイド	—
1948	ホミカ	ウアバイン	スイス製薬
1957	竹筒クラーレ	サクシニールコリン	ボベ（ドイツ）
1996	イチイ（Yew）	タキソール	ホルウイッツ（アメリカ）

（表2−4　主要生薬製剤抽出成分年次）　（著者作成）

および内外分泌不全による白血病、アジソン氏病、前立腺肥大、悪性腫瘍（がん）など、⑦遺伝子の欠陥による先天性疾患、若年性糖尿病、セリアック病などの身体疾患と⑧心的要因と遺伝因子および社会環境からくるといわれる精神病である統合失調症、うつ病、認知症、癲癇などがあるが、そのうち代替医療ことに医食同源である食事療法や生薬療法の著効があるものは炎症性疾患、代謝障害および生活習慣病であり、悪性腫瘍に対してはこの十年来強調しはじめられている免疫力増強により効果が見られる場合もあるがまれである。

外傷性疾患、感染症に対してはほとんど効果がみられない。精神病は西洋医学では心身二元論であったため一五〇〇年前までフロイトやヤングにより治療法が創始され、最近になって抗うつ剤、鎮静剤や遺伝子治療が開発されるまでは有効な治療法はなかった。心身一体の全身治療を施行している東洋医療による精神療法、瞑想、気功、呼吸調整法はうつ病などには効果を示している。

各疾病の生薬治療に使用されているものをあげると、喘息に対する麻黄、枯草熱（ヘイフィーバー）には黄連、免疫増進薬として薬用朝鮮人参、偏頭痛にはカミツレ、糖尿病にはゴウヤ、高脂血症には大豆製品、ニンニク、気管支炎にはリコルス（甘草）、便秘には大黄、前立腺肥大症にノコギリヤシの葉、アルツハイマー型認知症に銀杏の葉、うつ病にオトギリ草の根などが使用されている（表2-5）。

米国における生薬使用の現状

現在米国では、生薬の大半は健康食品店で粉末カプセルや錠剤として含有量を明記することを要請されて販売されているが、最も売上げの多いのはGinkgo biloba（銀杏の葉）の一八〇億円で、次がSt. John's wort（オトギリ草の根）、Ginseng（朝鮮人参）、Garlic（ニンニク）、Echinacea（ルードベキヤ）、Saw palmeto（ノコギリヤシの葉）、インドネシア原産のKava kava、

疾患名	生薬名
皮膚炎(dermatitis)	オーマツタイの油　キンセンカ　アロエ
関節炎(arthoritis)	唐辛子の葉(Cayenne)
喘息(asthma)	猫の手(Cat's paw)　麻黄(Ephedra)　ハシリドコロ(ロート根)　柴胡
枯草熱(hay fever)	イラクサ　黄連
免疫増進(immunity)	ルードベキヤ(Echinacea)　薬用(朝鮮)人参(Ginseng)
偏頭痛(migraine)	カミツレ(Fevertew)　路の葉(Butterbur)　センブリ(当帰)
風邪(common cold)	西洋ニワトコ(Elderberry)　狐のマゴ(Androrgaphis)　葛の根
糖尿病(diabetis melitus)	肉桂(Cinamon)　ゴウヤ(Bitter melon)　白前樹(Gymneme)　サンザシ(Blood psyllium)　サボテン(Prickly cactus)
高脂血症(hyperlipidemia)	オオバコの種子　裸麦(Oats)　ニンニク(Garlic)　大豆(Soy)
胃腸炎(gastroenteritis)	センブリ(胡黄連)　生姜(Ginger)　ゲンノショウコ　龍胆(Gentiana)　柴胡の根　芍薬の根　カラセンキュー　カミツレ　薄荷(Mint)
勃起不全(impotence)	茜草(Yohimbe)
気管支炎(bronchitis)	甘草(Licorice)根
心臓病(heart disease)	サンザシ(Hawthorn)の葉と果実
便秘(constipation)	緩下剤:大黄(Senna)根と茎　アロエ　白ウメモドキ(Cascara sagrada)樹皮　黒ウメモドキ(Cascara)樹皮　峻下剤:トウゴマの種子(蓖麻子油)　朝顔の種子(ケゴシ)　トウダイ草の種子(巴豆)
前立腺肥大症(prostatic hypertrophy)	桃の木の樹皮　イラクサ(Nettle)　シン升麻(Black cohosh)　ノコギリヤシの葉(Saw palmetto)　ツルコケモモ(Cranberry)
尿道炎(uretitis)	ウワウルシ　タンポポ
更年期障害(menopause)	桜草の葉(Primrose)　カラ当帰
認知障害(dementia)	銀杏の葉(Ginkgo biloba)　ヒゲノカズラ(Cayenne)
うつ病(depression)	オトギリソウの根(St. John's wort)

（表2－5　疾病の生薬治療）　　（著者作成）

Grape seed extract（葡萄の種）である（表2−6）。

現在、人口の半分以上の人々がこれらの代替薬を使用しているといわれている。たとえば朝鮮人参や銀杏の葉は胃腸や子宮からの出血を促進する。近代医療で使われている抗血液凝固薬やアスピリンとの併用は出血が起こり危険なので、その旨を医師の治療を受ける際には通知する必要がある。そのほか、がんに効果があるといわれる鮫の軟骨や南米産の茸のアガリクス、エイズに効果があるというメキシコ産のレアトリルは代替薬として人気はあるが効果は疑われるので売り上げは少ない。

生薬の副作用や毒性に付いては、Ginkgo biloba（銀杏の葉）やGinseng（朝鮮人参）が血液凝固を妨げる以外に、Blue cohoshは

使用薬	摂取量	適応症	副作用	年間売上高
1. 銀杏の葉 (Ginkgo biloba)	120mg／日	アレルギー性鼻炎 アルツハイマー型認知症 喘息	胃腸障害 血小板減少 抗MAO抑制剤	180億円
2. オトギリ草 (St. John's wort)	300mg／日	うつ病 精神不安定 抗菌	抗MAOI 抗SSRI 抗ジギトキシン	160億円
3. 朝鮮人参 (Ginseng)	100〜200mg／日	免疫力向上 抗酸化症 ストレス	乳房疼痛 低血糖症 血小板減少	120億円
4. ニンニク (Garlic)	4g／日	高コレステロール血症 抗菌 高血圧症	胃腸障害 アレルギー性皮膚炎 血小板凝集阻止	110億円
5. ルードベキア (Echinacea)	1〜2mg、1日3回	免疫亢進 上気道感染 外傷治療	一過性痒み 胃腸障害	80億円
6. ノコギリヤシの葉 (Saw palmeto)	160mg、1日2回	良性前立腺肥大	頭痛 腹痛	40億円
7. カバカバ (Kava Kava)	70mg、1日3回	精神不安 不眠症	胃腸障害 めまい 肝障害	20億円
8. 葡萄の種 (Grape seed extract)	150mg／日	抗酸化症 高コレステロール血症	禁煙の必要 血小板減少	15億円

（表2−6　米国で売上高の多い薬草）　（著者作成）

不整脈や虚血心の原因となり、Kava kavaは幻覚や呼吸困難を起こしたり、Licorice（甘草）は高血圧、低カリウム血や浮腫を起こし、Paud 'Arcoでは貧血および出血が起こる、などが発表されている（図２―１）。

米国では代替薬により年間三万人の重症な副作用が起こり三〇〇〇人の死亡者が出ているといわれ、ＦＤＡは生薬およびビタミン剤にはサプリメントとして含有量を明記すること、および過剰広告をしないことを義務化し、できればこれらを薬品として、煙草とともにＦＤＡの規制下に置くことを提唱しているが実現していない（表２―７）。

米国では医療費および薬剤費の高騰が激しく処方薬品の値段が最近五年間で二倍になり高齢者や無保険者は食費を割愛して薬品の購入に充てているほどである。また医師に対する不信感から代替医療士、ことにカイロプラクターを訪問する人が激増し、開業医の外来診療収入よりも七万人のカイロプラクターの収入のほうが上回るほどである。そのうえ自然療法士および中国医療士は、ともに代替薬や漢方薬および一般売薬や健康食品しか処方できない。これらは健康食品店で安価に入手が可能なので、自然薬品および漢方薬の年商は一九九四年の二〇億ドルから二〇〇〇年の六〇億ドルと六年間に三倍に増加し、現在もさらに増加を続けているが安価なので処方薬売り上げ一二〇〇億ドルの三〇分の一に過ぎない。

属名	薬草名	治療目的	副作用
ブルーコフォッシュ	Caulophyllum thalictroides	無月経、分娩補助	虚血心、頻脈
銀杏の葉	Ginkgo biloba	健忘症、認知障害、末梢血管不全	出血
朝鮮人参	Panax ginseng Panax quinquefolius	疲労、免疫力低下、性欲促進	高血圧、筋緊張、不安感、子宮出血、乳房痛
カバカバ	Piper methysticum	催眠剤、鎮静剤	健忘症、肝機能低下、呼吸困難、幻覚
甘草	Glycyrrhiza glabra	肝炎、胃潰瘍	浮腫、低カリウム血症
バウダルコ（ハーブティ）	Tabeula impetiginose	悪性腫瘍、免疫促進	貧血、出血
麻黄（マオウ）	Ephedrae Herba	喘息や咳の改善、解熱、発汗、関節の痛みをとる、利尿作用	動悸、血圧上昇、興奮、心血管症状（動悸、不眠、神経症状）（エフェドリンが含まれているので、米国では現在禁止されている）
黄芩（オウゴン）	Scutellariae Radix	抗菌作用、解熱、利尿、抗アレルギー、解毒作用、肝機能の活性化作用	空咳、発熱、労作時の息切れ、間質性肺炎の症状
附子（ブシ）	Aconitum Carmichaeli Debeaux	身体を温め（温熱作用）、痛みをとる（鎮痛作用）	動悸、のぼせ、舌や口周囲のしびれ、悪心、嘔気、嘔吐、呼吸困難
桂皮（ケイヒ）	Cinnamon	体内から対外への「代謝の流れをつける」、停滞しているものを動かし、発散させる作用	薬疹（発疹、掻痒）、発疹、皮膚発赤、掻痒、発熱
当帰（トウキ）	Angelica sinensis Radix	婦人病の主薬であり、婦人産後の要薬、鎮静、鎮痛、強壮薬として妊婦のむくみ、腹痛、月経痛、鎮静通経	薬疹（発疹、掻痒）：発疹、皮膚発赤、掻痒、発熱
人参（ニンジン）	Ginseng	消化機能を助ける、新陳代謝を促して体力を回復させる	動悸、湿疹、熱感など

（表2−7　生薬治療の副作用の可能性）

属名	薬草名	治療目的	副作用
大黄 (ダイオウ)	Rhubarb	解熱、便通の回復、胃腸の炎症を治す、血に有効（妊婦、妊娠の可能性のある人の使用は注意が必要）	下痢、腹痛、食欲不振
地黄 (ジオウ)	Rehmannia Radix	身体の水分や血分を補う	胃もたれ、胃痛、吐気、嘔吐、下痢、胸焼け、食欲不振、胃腸障害
茯苓 (ブクリョウ)	Pachyma hoelen	水分を取り消化を助ける、浮腫、健胃、不眠	便秘、正常な便通の人には不適用
竜胆草 (リュウタンソウ)	Gentianae Radix	頭部炎症、腫脹、健胃、熱を取り水分を排泄	胃腸障害、冷え性の人には不向
黄連 (オウレン)	Coptidis Rhizoma	解熱、健胃、消炎、止血作用	食欲不振、下痢、便秘、胃腸の弱い人には不向
柴胡 (サイコ)	Buplenri Radix	解熱、鎮痛、下痢、倦怠感、消炎作用	胃部不快感、便秘
芒硝 (ボウショウ)	Natrii Sulfas	緩下作用、利尿作用、血液凝固抑制作用、子宮収縮作用	流早産、妊娠中には服用しない方がよい。過剰に服用すると、下痢、腹痛、浮腫などの症状
桃仁 (トウニン)	Persicae seman	浄血作用、鎮痛作用、抗炎症作用、血液凝固抑制作用、子宮収縮作用	流早産、妊娠中には服用しない方がよい
牡丹皮 (ボタンピ)	Moutan cortax	中枢抑制作用、免疫賦活作用、脂肪分解抑制作用、子宮収縮抑制作用	流早産、妊娠中には服用しない方がよい
薏苡仁 (ヨクイニン)	coicis semen	関節痛、筋肉痛の治療薬で、手足の関節、筋肉の慢性的な腫(は)れや痛み、熱っぽさという症状のみられる、比較的体力のある人に用いる	不眠、発汗過多、頻脈、動悸(どうき)、食欲不振、胃部の不快感、著しく胃腸の弱っている人には、原則として使用しない

（表2－7のつづき）

第3章　アーユルヴェーダ

アーユルヴェーダの歴史

インドの医療は３５００年の伝統がある。紀元前１５００年ごろにアーリア民族が北西部からインドに進入し、原住民のドラビダ人と合流した。この時代にインド固有の哲学とともにアーユルヴェーダ医療が確立されたといわれる。紀元前4世紀にマウリヤ朝が成立し、同3世紀にアショーカ王がインドを統一した。この間、インドの宗教哲学の聖典リグ・ヴェーダの一部としてアーユルヴェーダが執筆され、数百年間、インドにおける医学としてギリシャ医学、ユナニ医学にまで広く影響を及ぼしたとされる。16世紀にジンギスカンの末裔といわれるバーブルがトルコ、アフガン方面から侵攻してムガル帝国が建国され、3世紀にわたって存続した。その時代にもアーユルヴェーダが人々の医療に利用されたが、16世紀以降次第に欧州から探検家らが来訪するようになり、西洋医学の影響も表れてきた。18世紀にはその傾向がさらに強まった。19世紀になると大英帝国の政治的影響が支配的となり、インド全土が英国の植民地となった。こうして近代西洋医療がインドにも浸透したため、アーユルヴェーダは衰勢に向かった。

しかし近年、インド南西部および北部ヒマラヤ地域で古来のアーユルヴェーダ医療の再興の動きが顕著になり、インド全国でも民間ではアーユルヴェーダおよび民族医療に依存する傾向が強く、種々の生薬が現在まで継続的に使用されている。

１９４７年8月15日、インドは政治指導者で「独立の父」とされるガンジーとネルー首相の努力で英国の植民地支配から脱却し、独立を達成した。それとともに医療の近代化が図られ、多数の医師が近代西洋医療の習得のため欧米に留学するようになった。最近20年間には、そうした医師たちの帰国とともに近代医療機関の設立が盛んになった。国内では80年代に、独立当初の３倍に当たる96の医学校が設立され、大学入学までの10年間の義務教育後に、２年間の基礎医学教育を経て５年半の医学校における近代医学教育を施している。その課程を終え、さらに1年間の研修を経た医師が次第に増加し診療を始めたが、その総数はいまだに需要を満たしていない。ことに僻地に赴任する医師が不足しているため、公的医療機関に勤務する医師の平均月給５００ドルを50％増額し、小児科医には９００ドル、他の専門医には８００ドルの初任給を与えるなどの処置が取られている。

アーユルヴェーダの診断法

アーユルヴェーダが西洋医学と根本的に異なる点は、全身的（holistic）な医学であり、生来の体質（プラクリティ）および生命エネルギー（ドーシャ）が診断に際して重要視されている点である。そのドーシャは、ヴァータ（V、空気・風・乾・動）タイプが30％、ピッタ（P、火・水・温・粘）タイプが50％、カパ（K、水・土・冷・湿）タイプが20％と、３型に分類されている。古代から知られていた「空（アーカーシャ）」「風（ヴァーユ）」「火（アグニ）」「水

（ジャラ）」「地（ブーミ）」の五元素（基礎要素）を基準として設定されており、現在も変わっていない。

人は幼年期にはカパタイプが支配的であり、成熟期になるとピッタタイプが多くなり、老年期にはヴァータタイプが強くなるとされている。また、近代生活はヴァータタイプを助長するという。ちなみに、シッダ医学では健康な体が魂に影響するという原理が強く打ち出されており、体質では幼年期はヴァータ、老年期はカパが強いと、アーユルヴェーダと逆になっている。

各タイプの身体的特徴は、ヴァータタイプはやせ型、不定・低体温、免疫力不安定、ピッタタイプは中肉中背、高体温、免疫力低下、カパタイプは肥満型、低体温、免疫力増進となっている。精神的特徴は、ヴァータタイプは活動的、短気、不安、ピッタタイプは情熱的、攻撃的、雄弁、カパタイプは多感、沈着、怠惰である。生活の特徴は、ヴァータタイプでは食欲変動、便秘気味、短い睡眠、ピッタタイプでは食欲旺盛、下痢傾向、睡眠正常、カパタイプでは食欲正常、便秘傾向、深い睡眠である。好みの感覚については、ヴァータタイプは音楽・聴覚、ピッタタイプは絵画・視覚、カパタイプは美食・味覚といった特徴が顕著だという（表3-1）。

また、これらのタイプには各人の生活態度により変化が生ずるとされており、1つの型が占める場合もあるが、2つ以上の型が混合している場合もある。そうした場合のドーシャはV、P、KおよびVP、PK、VK、VPKの7型に分類される。健康状態はドーシャの一時的不安定状態（ヴィクリティ）により影響を受け、毒素や未消化物（アーマ）が蓄積すると全身に広がる。

ドーシャの不安定化によって病気が発生し、それを放置すると合併症が起こるとされる。強くなったドーシャを抑制し、弱くなったドーシャを向上させて均衡を保つことで健康が回復するというのが根本的な考え方である。これは、中国医学や日本の漢方の「未病」と「己病」の概念に相当する。疾病は発病するまでに種々の段階を経て悪化するもので、その状態に応じて治療法が異なるという概念は、臓器の治療を主とする西洋医学には欠けているものである。最近になって近代医療でも提唱され始めている「個人および疾病に適した治療（テーラーメード医療）」がアーユルヴェーダでは古代から実施されていたわけである。

診断方法としては、聴・打診は使用され

Vata ヴァータタイプ 知（サットヴァ） 乾、動 風（小宇宙、流動） 老年期 近代生活 30%	**身体的特徴** 細身、免疫力低度・不定、彫りが浅い、低体温・不定 **精神的特徴** 活動的、理解が速い、短気、移り気、不安 **生活特徴** 食欲変動、便秘傾向、短い睡眠 **好みの感覚** 苦味、刺激、清涼、音楽（聴覚）
Pitta ピッタタイプ 情（ダマス） 温、粘 火（活力、結合） 成熟期 50%	**身体的特徴** 中肉中背、感染容易、赤ら顔、そばかす、高体温 **精神的特徴** 情熱的、雄弁、進取的、怒りやすい、攻撃的 **生活特徴** 食欲旺盛、下痢傾向、中ぐらいの睡眠 **好みの感覚** 酸味、塩辛さ、刺激、絵画（視覚）
Kapha カパタイプ 意（ラジャス） 冷、塊 水、土（結集、個体） 乳幼児期 20%	**身体的特徴** 大柄、免疫力高度、彫りが深い、大きな目、低体温 **精神的特徴** 穏やか、落ち着き安定、気後れ、多感、怠惰 **生活特徴** 中ぐらいの食欲、便秘傾向、長く深い睡眠 **好みの感覚** 甘み、酸味、塩辛さ、美食（味覚）

（表3−1　体質3種類の特徴）

ておらず、東洋医学に共通の視診と問診それに患者の身体的・精神的特徴と生活態度を分析する全身的診断法に重きを置いている。脈の種類によってドーシャのタイプと強弱を判定できるとしているが、その確実な判定は非常に難しいとされ、少なくとも５０００回以上の経験が必要だという。ヴァータの脈拍はヘビ型、ピッタはカエル型、カパはハクチョウ型とされる。健康の悪化によって脈は不明瞭となり粘着性を帯びるが、新陳代謝が正常で活力素（オージャス）が豊富である場合は脈が明瞭で純粋になる。これが判断の基準だという（表３－２）。しかし、最近では聴診器、血圧計さらに尿検査を利用するアーユルヴェーダ診療士も多い。

アーユルヴェーダの食事・生薬治療

アーユルヴェーダの療法や治療を理解するには、身

	アーユルヴェーダ	西洋医学
0. 健康な状態	balanced	健康
1. ドーシャの蓄積（ヴィクリティ）	accumulation	
2. ドーシャの悪化（アーマ）	aggravation	
3. ドーシャの広がり	dissemination	
4. ドーシャの局在	localization	
5. 病気の発生	manifestation	病気
6. 合併症の発生	disruption	

（表3−2　アーユルヴェーダの健康の7段階）

体の基礎的構造の分類を知る必要がある。５つの基礎要素（パンチャマハブタ）である空、風、火、水、地、身体の３つの生命エネルギー（トリドーシャ）であるヴァータ、ピッタ、カパのほかに７つの基礎的組織（サプタダートゥ）の血漿（ラサ）、乳糜（ラクタ）、筋肉（マーンサ）、脂肪（メーダ）、骨格（アスティ）、骨髄（マッジャー）、生殖器（シュックラ）、そして排泄物（マラ）である屎、尿、汗、脱水、また生理的エネルギー（アグニ）、消化（ジャタラアグニ）、新陳代謝（マンダアグニ）、分子代謝（ブータアグニ）などが治療の対象とされている。

治療では、患者の体質に適した食事療法と生薬投与によりドーシャの均衡を回復させることに重点を置いている。食事療法は菜食が主であるがドーシャの種類により、ドーシャを強化するものと沈静化するものとを、食物の固有の性質とされる乾・湿、冷・温を加味して、分けて与えている。これはチベットおよびモンゴルの医療にもみられる方法であり、中国医学でも「医食同源」として食事を重んじている。

アーユルヴェーダの生薬として現在、処方が国際自然保護連合（ＩＵＣＮ）で承認されているものは２００種類であるが、約１０００種類がさらに承認を受けるといわれている。現在は約６０００種の生薬が使用されている。そのうち、最も頻繁に使用されている16種の生薬と、３種の主要な混成薬とされるトリファァラ、トリファァラ＋グッグル、トリクトゥを表に示す（表３-３）。これをみると、消化薬、精力増進剤、免疫促進剤、血液浄化剤が主なものとなっている。

生薬

薬名	ラテン名	英語名	1日用量	薬効
1. Amalaki	*Emblica officinalis*	Indian gooseberry	2-4g	消化促進抗酸化
			P+	抗高脂血　免疫向上
2. Ashwagandha	*Withania somnifera*	winter cherry	2-4g	免疫増進　新陳代謝促進
			V+	抗関節炎　肝臓庇護
3. Bibhitaki	*Terminalia bellirica*	Beleric myrobalan	2-4g	消化促進　視力改善
			KP−　V+	発毛作用　鎮咳　下痢
4. Brahmi	*Hydrocotyle asiatica*	gotu kola	500mg-1g	記憶力増進　緩下剤
				血行促進　若返り
5. Guduchi	*Tinospora cordifolia*	heartleaf moonseed, amrita	1-2g 2回	消化促進　抗リウマチ 免疫力刺激　精力増進
6. Guggulu	*Commiphora wightii*	guggul	450mg×2×3	消化促進　抗高脂血
			VK−　P+	精力増進　抗高血糖
7. Kumari	*Aloe barbadensis*	aloe	2錠×2	緩下剤　精力増進
			P+	肝臓庇護　抗寄生虫
8. Kutki	*Picrorhiza kurroa*	katuka	1-2g	肝臓庇護　血液浄化
			PK−	抗酸化　免疫増進
9. Haritaki	*Terminalia chebula*	chebulic myrobalan	1-2g	抗ウイルス　抗腫瘍
			V−	抗喘息　抗炎症
10. Licorice	*Glycyrrhiza glabra*	licorice	1-2g×2	抗気管支炎　免疫増進
			PV+	抗炎症　抗ウイルス
11. Manjistha	*Rubia cordifolia*	Indian madder	1-2g×2	月経不順　解毒
			P−	血液浄化　殺菌
12. Nimba	*Azadirachta indica*	neem	500mg-1g×2	歯槽膿漏　抗皮膚病
			PK−　V+	血液浄化　駆虫
13. Pippli	*Piper longum*	long pepper	450mg×-1g×3	消化促進　下剤
			KV−　P+	若返り　精力増進
14. Shatavari	*Asparagus racemosus*	asparagus	2-6g	抗酸化　催乳
			K+　VP−	強壮剤　抗カンジダ
15. Shilajit	*Asphaltum punjabianum*	mineral pitch	1-2g×3	腎臓庇護　抗高血糖
			KV−　P+	抗寄生虫　抗貧血
16. Sunthi	*Zingiber officinale*	ginger	250-500mg×3	消化促進　精力増進
			KV−　P+	音声庇護　若返り

混成薬

1. Triphala(amalaki+bibhitaki+haritaki)	抗酸化　食欲増進　緩下剤　視力改善
2. Triphala+guggulu	抗肥満　解毒　視力改善
3. Trikutu(pepper+black pepper+ginger)	腸内ガス吸収　KV 消化　P 強壮

(表3−3　インドのアーユルヴェーダ生薬16種と混成薬3種)

そのほか血糖降下剤、抗高脂血剤、肝臓保護剤なども挙げられている。これらの生薬も体質によって投与法が定められており、ドーシャの強弱によって処方が異なる。

感染症に対する生薬が欠けているが、市販の生薬では、cinchona（キナノキ）の樹皮はマラリアに効くとされ、holarrhenaの樹皮はアメーバ赤痢の治療に使用されており、Cyperus rotundus（coco grass、ハマスゲ）は結核耐性菌に有効とされ、Peganum nigellastrum（Syrian rue）は肝炎の際の肝臓保護に良いとされている。さらにRubia cordifolia（manjistha）は悪性腫瘍に効力があるとされるが、そうした薬効は証明されてはおらず、近代の化学薬品に匹敵するとは思われない。また、brahmi（gotu kola）は記憶力増進剤で認知症治療に利用され、ashwagandha（winter cherry）はインドニンジンとも呼ばれチョウセンニンジンより免疫力増進には有効性が高いという。

マッサージ療法（アビヤンガ）は、心身の乱れの表れであるドーシャの偏在やアーマの蓄積を改善し、ことに疲労や疼痛に有効であるとされる。その急所（マルマ）と呼ばれる圧痛点が全身に１０８か所ある。そのうち重要なものは、３神経脈管と7ツボ（チャクラ）であり、漢方の経絡に相当するものである。神経脈管は正中線（アヴァドゥーティ）と鼻腔から会陰上部を結ぶ左右の放物線であり、左側はラランナー、右側はラサナーと名づけられている。ツボは、会陰上部のものは生殖腺に関係があり赤色で表現され、下腹部は副腎で橙、腹部は膵臓で黄、心臓は胸腺で緑、頸喉は甲状腺で青緑、眉間の奥は脳下垂体で青、頭頂は松果体で紫とされている。これらの圧痛点は、それぞれの臓器の不調を矯正するのに効果があるとされているが、現在の解剖学の知識とは著しく異なる。

アーユルヴェーダの治療法

治療には、マルマおよびチャクラに生薬の粉末を油に混ぜて塗布し、マッサージを行う（マルマ療法）。筋肉や関節の強力なマッサージを行い、5種類（生姜、胡椒、薄荷、唐辛子、芥子）の乾燥粉末の塗布や、それらを含む蒸気を15分ずつ吸入させることにより、血液を浄化し皮膚の血液循環を促進させる（ウドゥワルタナ療法）。

頭部の6マルマは眉間、目尻、こめかみ、頭蓋溝、耳の上および頭頂にあり（図3-1）、そこをマッサージで刺激することにより脳と目の機能を改善することができるとされている。そのために生薬粉末を溶解した油を

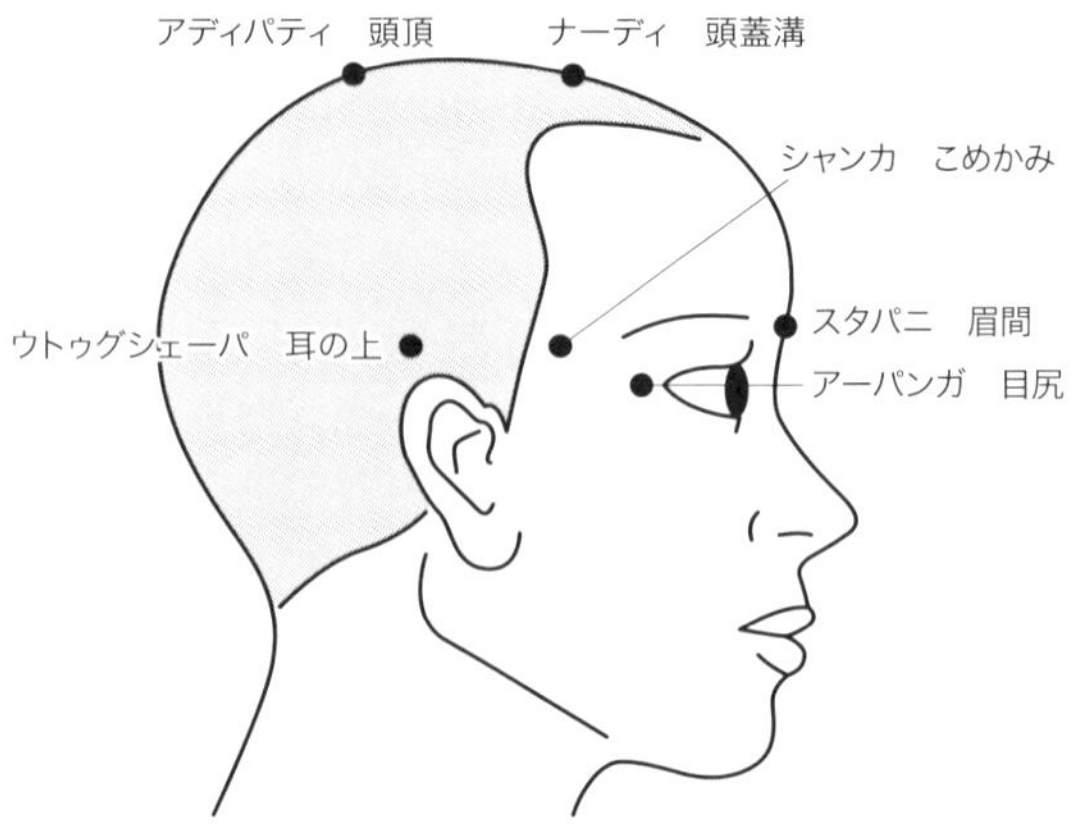

（図3－1　頭部の6マルマ（急所））

眉間のマルマに注ぎ（シロダーラ療法）、６カ所のマルマをマッサージする。

治療法は２つに大別される。まず鎮静療法（シャマナ・チキッツァー）。生体の障害が軽度なので、外部および内部から刺激してドーシャ、ダートゥ、マラおよびアグニの混乱を矯正し、免疫力を強化するが、浄化の必要はない。もう１つは浄化療法（サンサルジャナ・チキッツァー）。持続的代謝による蓄積で体内に発生した、疾病の原因となる大量の毒素を除去するために、生活態度や食習慣、悪い食べ合わせを改善し、身体的な欲求を抑制し、精神的不安も除去してドーシャ、ダートゥを活性化し、マラを取り除き、アグニを沈静化する。これはパンチャカルマを利用することで容易に達成が可能であるという。

パンチャカルマは根治的療法とされ、ドーシャの均衡を回復し疾病の発生を防ぐのみならず、健康の維持に必要である。また季節の変動が身体に与える影響を清いものとし、消化および代謝過程を改善する。

前処置（プールヴァカルマ）は、消化（パーチャナ）のため、１日絶食後体内にギー（油）を染み込ませる油剤を飲用させ（スネハナカルマ）、アーマおよびドーシャを動きやすくする。外部から胡麻油を染み込ませるため、マッサージ（アビヤンガ）を40分間行い、前額部に体温に近い37℃前後の油を注ぎ（シロダーラ）、その後に温湿布により発汗させ（スウェーダナカルマ）、蒸気浴で体内の通路（シュロータス）を開放し、油に溶けた過剰あるいは混乱したドーシャを分泌させる。

中心処置（プラダーナカルマ）は、前処置により分泌されたドーシャを体外に排出するためのもので、5つの処置から成る。嘔吐誘発（ヴァマナ）で口腔から、鼻腔洗浄（ナスヤ）で胃から、過剰なカパを排出させる。薬用油下剤による洗腸（ヴィレチャナ）により過剰なピッタを小腸から取り除く。また薬用油浣腸（アヌヴァサナ）によって過剰なヴァータを大腸および肛門から排泄させる。さらに煎じた生薬浣腸（アスタパナ）または瀉血（ラクタモークシャ）によって、汚染したアーマを排除するのである。

後処置（パシュチャートカルマ）では、心身の安静を保つために静寂な環境に身を置き、食事は軽度で油の少ないものを取り、過激な運動を避け、薬用タバコを鼻腔から吸引する。パンチャカルマの療法を習得するには大学卒業後2年半の教育が必要とされる。厳しい療法であるため、高齢者や衰弱者に対しては施行が難しいとのことである。

第4章　中国の伝統医療

中医学の歴史

中医学の起源は神話時代に遡る。ＢＣ２６９７年の黄帝の時代に亀甲文字に十干十二支を発見したとされ、神農のＢＣ１６００年代に生薬が発見され、64の卦が作成されたといわれる。扁鵲時代のＢＣ６５３年には六腑、脈診により、診断や生薬の治療や外科療法も行われたという。また、巫女による占いでの神医治療が、民間で生薬とともに使用されていた。

ＢＣ３４７年には医和の気、鍼灸、経絡が導入された。ＢＣ３３７年に書経の陰陽五行、六根が記述され、ＢＣ３００年に老子の道教に陰陽論が記述され、韓非子は陰陽主運説や五行相勝、司馬遷は精気および季節を著述した。ＢＣ１４５年に霊枢の五行相克相生、印度の古代仏教からの死生観の無、空の思想が取り入れられたが、西暦10年前後に仏教が伝来してその影響が道教や儒教に及び、道教が国教となって仏教は衰退し、医療では使用されなくなった。劉向の天神相関説、春秋繁露、四徳五常、１３９年には淮南子の時則、十二紀、六腑による干支記年法が現れ、張仲景が傷寒論を著し、中国の伝統医療の基礎理論となり、日本にも伝わって漢方として発達したといわれる。素問は相克説、土王説、秦の倉公が五色診、三陰三陽を作成した。

４５５年に陶弘景は神農本草経で、上薬１２０種は生命を養う主要な生薬で、無毒、多量長期間服用でき、不老延命に役立ち、中薬１２０種は人の健康を守るが無毒のときも有毒のときもあり、疾病を治癒し補虚のため補薬として斟酌の上使用するとした。下薬１２５種類は佐使薬で、疾病を治癒するが副作用が多いので、長期間服用できないと記述している。

９６０年代には糖尿病が発見され、寒冷派、滋阻派が結成されたが、その後の発展はあまりなかった。１３６８年には中医内科学の要綱となる内科適用が出版された。１５００年代は気管血和三焦と当時流行し始めた梅毒、淋病、ペスト、コレラ、チフス、赤痢等の急性感染病対策として温病学が中医学には導入さ

年代	伝統医療師	陰陽五行説と医学
BC2697(神話時代)	黄帝	十干十二支(亀甲文字)
BC1600(商)	神農	生薬発見　64卦作成
BC653(殷)	扁鵲	六腑　脈診
BC559(晋)	巫女	神医治療(占い)
BC550(晋)	孫武	五行、五声、五色、五味
BC347(晋)	医和	気　鍼灸　経絡
BC337(秦)	書経	陰陽五行　六根
BC300(秦)	老子	道教　陰陽論
BC295(秦)	韓非子	陰陽主運説　五行相勝
BC168(呉楚)	司馬遷	精気　季節
BC145(呉楚)	霊枢	五行相克相生　印度の死生観
AD91(蜀)	劉向	天神相関説　春秋繁露　四徳五常
AD139(前漢)	准南子	時則　十二紀　六腑　干支記年法
AD200(前漢)	張仲景	傷寒論
AD202(前漢)	素問	相克説　土王説
AD216(秦)	倉公	五色診　三陰三陽
AD455(宋)	陶弘景	神農本草経
AD960(元)	寒冷派、滋阻派	糖尿病発見
AD1368(明)		内科摘要
AD1500(清)		気管血和三焦　温病学
AD1945(中華民国)	毛沢東	中医大学設立(上海、北京、長安)
AD1980(中華人民共和国)	周恩来	中西医療融合(85医大)　西洋医3万人
AD2008(中華人民共和国)	江沢民	医師140万人、うち伝統医療師90万人
AD2012(中華人民共和国)	胡錦濤	中医病院2526、中医医師35万人 中医研究所66、中医病床23万床

(表4－1　中医学の変遷)

れたが、漢方には蘭学からの生体解剖と伝染病、天然痘に対する種痘が知られていたため、温病学は採用されなかった。

　中医学は歴代の王朝の信仰、哲学により変遷がみられたが、古来から伝えられた宇宙や死生観から脱却することはなく、経験に基づいて言語上からの論理を発展させた。陰陽五行、五臓六腑、木火土金水、鍼灸、経穴、経絡、八卦、占星術、気功、医食同源などに基づいているので西洋的近代医療との融合は難しく、1930年代に中国国民政府により伝統医療は正規医療として禁止された。しかし毛沢東が中医学再興のため中医大学を上海、北京、長安に設立し、1980年代には周恩来により中西医療融合の85の医大が設立された。西洋医師は3万人のみであったが、2008年に江沢民は、医師140万人のう

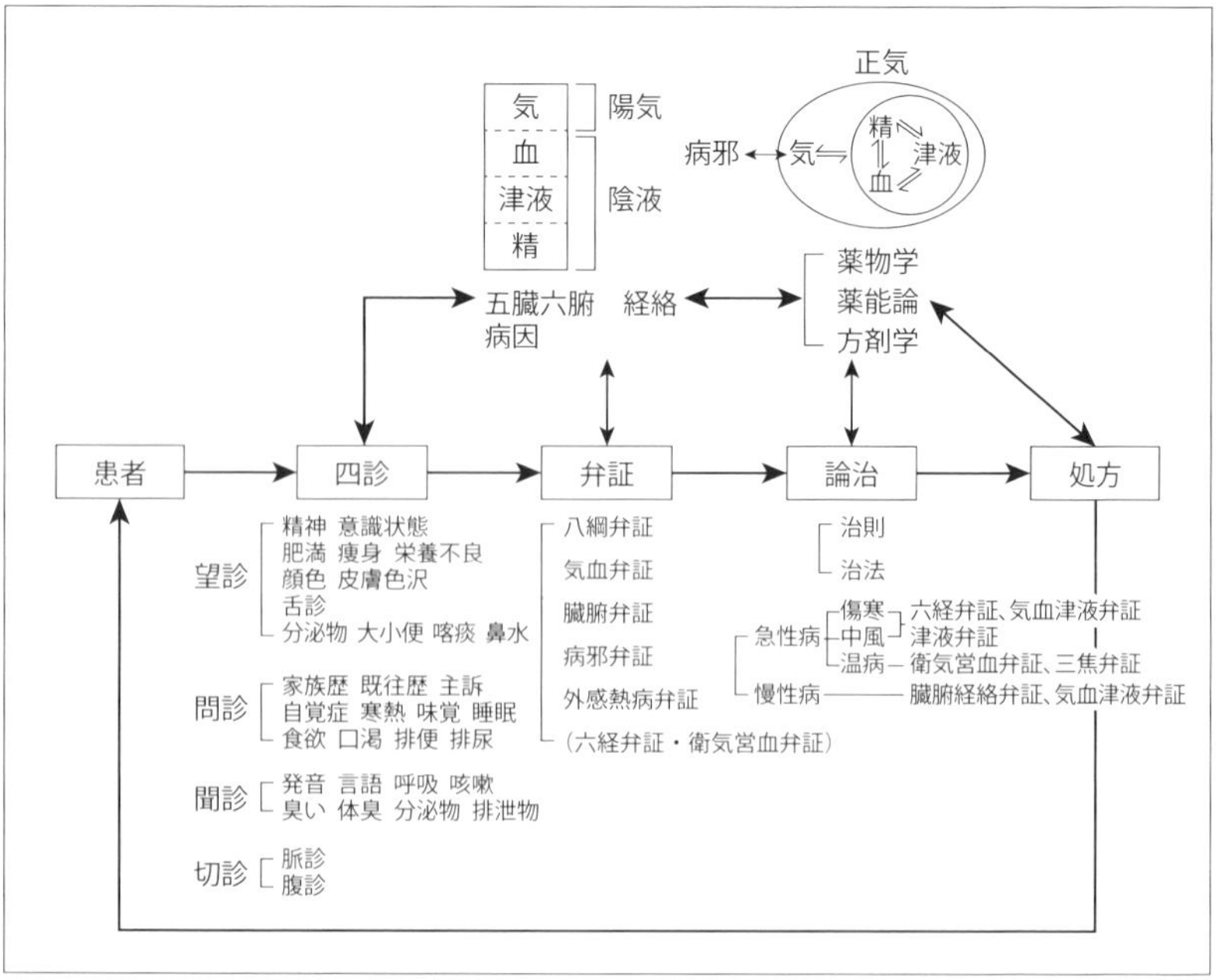

（図4－1　基礎理論）

ち伝統医療師が80万人もいるとし、現在、中国医学学会は公認の中医病院は２５２６、中医研究所は66を数えると報告している（表４−１）。

中医学における診療の基礎理論

中医学の基礎は古来よりの心身一体を重んじた傷寒論に基づいており、陰陽五行や五臓六腑、経絡、経穴などがある。人体の成分である気、血、津液、精の性情や機能の診断に四診を用い、弁証、論治を経て、治療のために食事療法や生薬の処方を薬物学、薬能論、方剤学に照らして配合し、鍼灸、指圧、整体術などの治療をする。

四診の望診では、精神意識状態、肥満・痩身、栄養不良、顔色・皮膚色沢のほかに、舌診では染苔、色沢、形態の肥大、痩薄裂紋、運動の強弱、顫動など46種を観察し、分泌物、大小便、喀痰、鼻水の状態なども調べる。問診では、主訴、家族歴、既往歴、自覚症状、寒熱、味覚、睡眠、食欲、口渇、排便、排尿など詳細に施行する。聞診では発音、言語、呼吸、咳嗽、体臭、分泌物、排泄物の臭いを、切診では脈診が主で、両側の撓骨動脈の腕関節付近（寸口部）の拍動部を寸関尺とし、尺は中枢側とされ、手首の関節の近くから示指、中指、薬指を使用して診断する。正常脈と病脈に分け、部位の深浅により浮脈・沈脈・伏脈、遅速により遅脈・緩脈・頻脈、強弱により虚脈・実脈、大小により大脈・洪脈・細脈、長短により長脈・短脈のほか、血流の変化、血管の緊張度、律動の変化とこれらの組み合わせにより、28種に分類されている。

腹診では、心・肺・脾・肝・腎の五臓と六腑の状態が触診され、病状の進行把握に用いられたが、現在では腫瘍の診断のみに使われている。中国では古来から体に触れることが避けられており、腹診はあまりされなかったという（図4-1）。

気、血、津液、精の定義

気、血、津液、精は人体の成分であり、気は陽で血、津液、精は陰とされている。気には先天の気があり、元気として腎に含まれ、後天の気は水穀の気として脾に含まれ、清気として肺にある。機能には、推動作用は生長・発育・生理的機能・代謝の推進、温煦作用は推動および体温の維持、調節作用は病邪の防御・排除、固摂作用は漏出や排泄過多の統制・臓器の定位、気化作用は物質転化（三焦気化、水分代謝）がある。陽気は、宗気（胸中の気）、衛気（脈管外の気）、営気（脈管内の気）、臓腑の気は心気、肺気、脾気・胃気―中気、肝気、腎気と五臓六腑に分布し、経絡の気に分類されている（図4-2）。

血の濡養作用の心血は脈管内にあって全身を循行し、全身の組織気管に栄養を与え滋潤し、心の推動によって循環し、営気として機能する。血液には水穀の気（脾）と清気（肺）が営気（心）から精（腎）を経て腎陽となり、営血として体の成分となる（図4-3）。

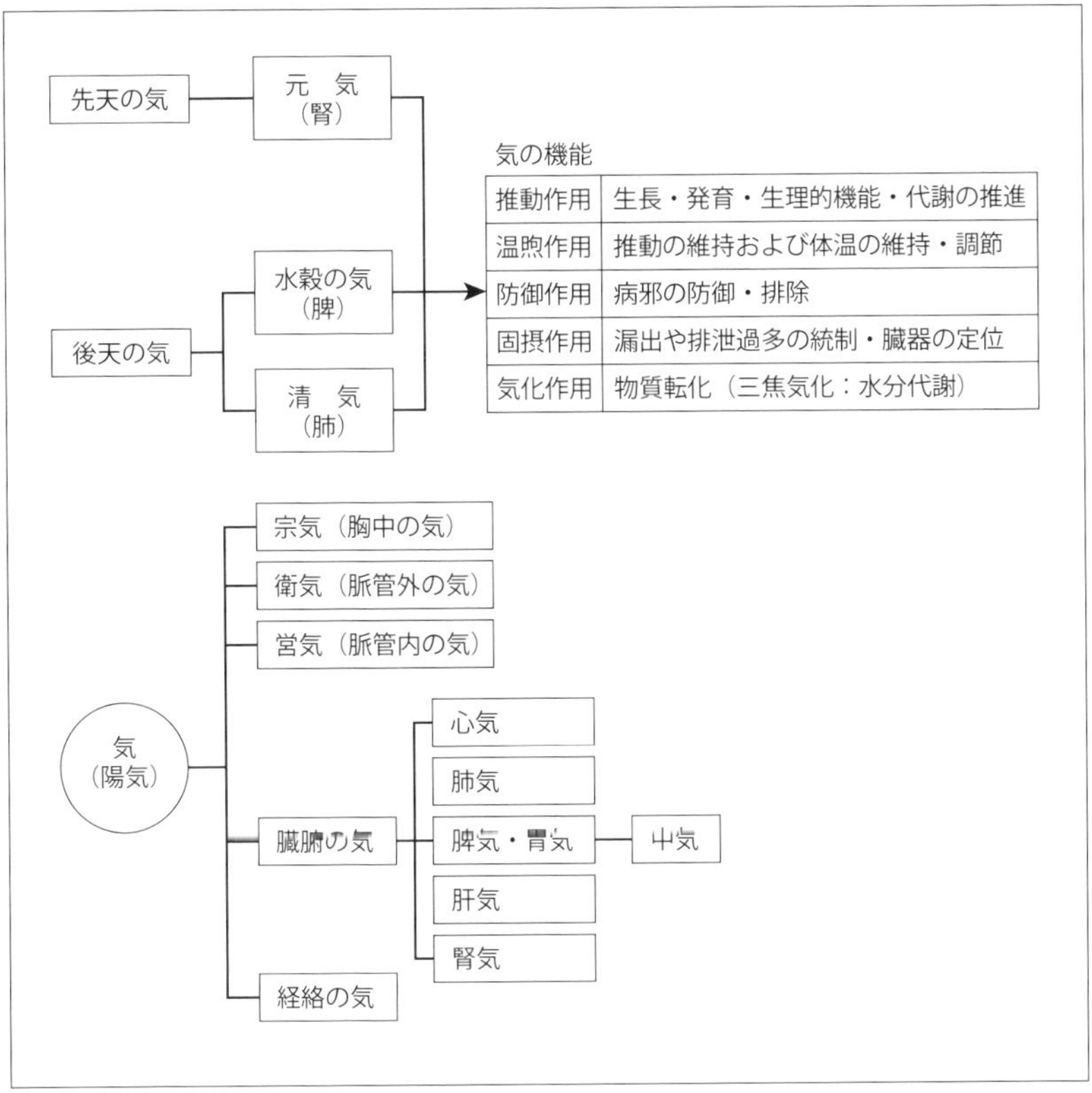

（図4－2　気の生成と名称）

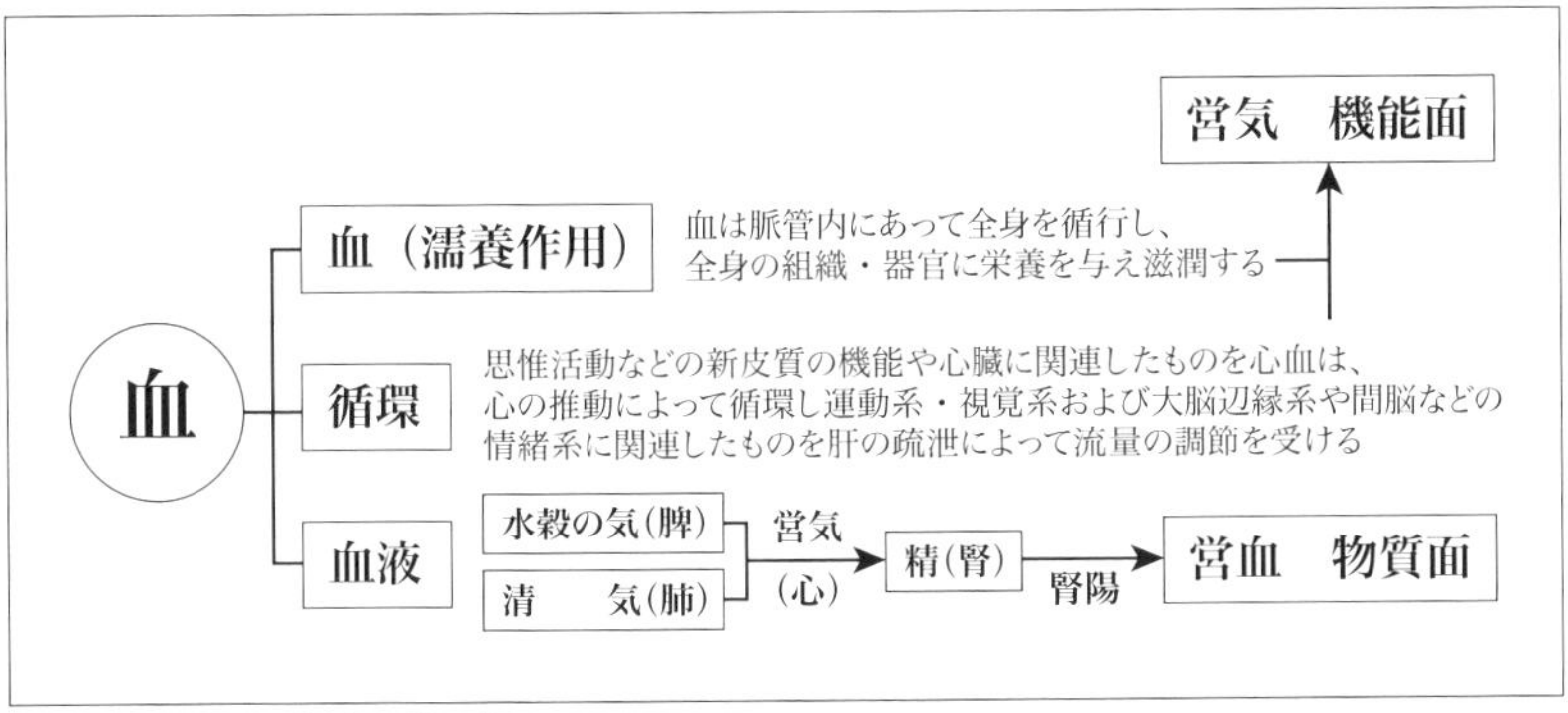

（図4－3　血の意味の違い）

津は比較的薄い液体で、組織、器官、皮膚、筋肉などに分布する。液は比較的粘りがあり、関節腔、胸腔、腹腔、脳脊髄膜腔などを満たす。飲食物から胃に入り、清として脾で脈に向かい、運輸されて肺で不感蒸泄し、汗や呼気となり宣散され上焦に留まり、粛降して中焦に戻る。肝から排泄され体全体の調節をする。胃から濁となり、小腸を経て腎に伝わり、清として全身に配布され、下焦では濁として膀胱を通して尿として排泄され、残りの部分は大腸から大便として排泄される。津液の生成と運行は蒸騰気化・開蓋・全体の推進に寄与している（図4－4）。

精は先天の精（元精・元陰・真陰）として存在しており、後天の精（五臓の

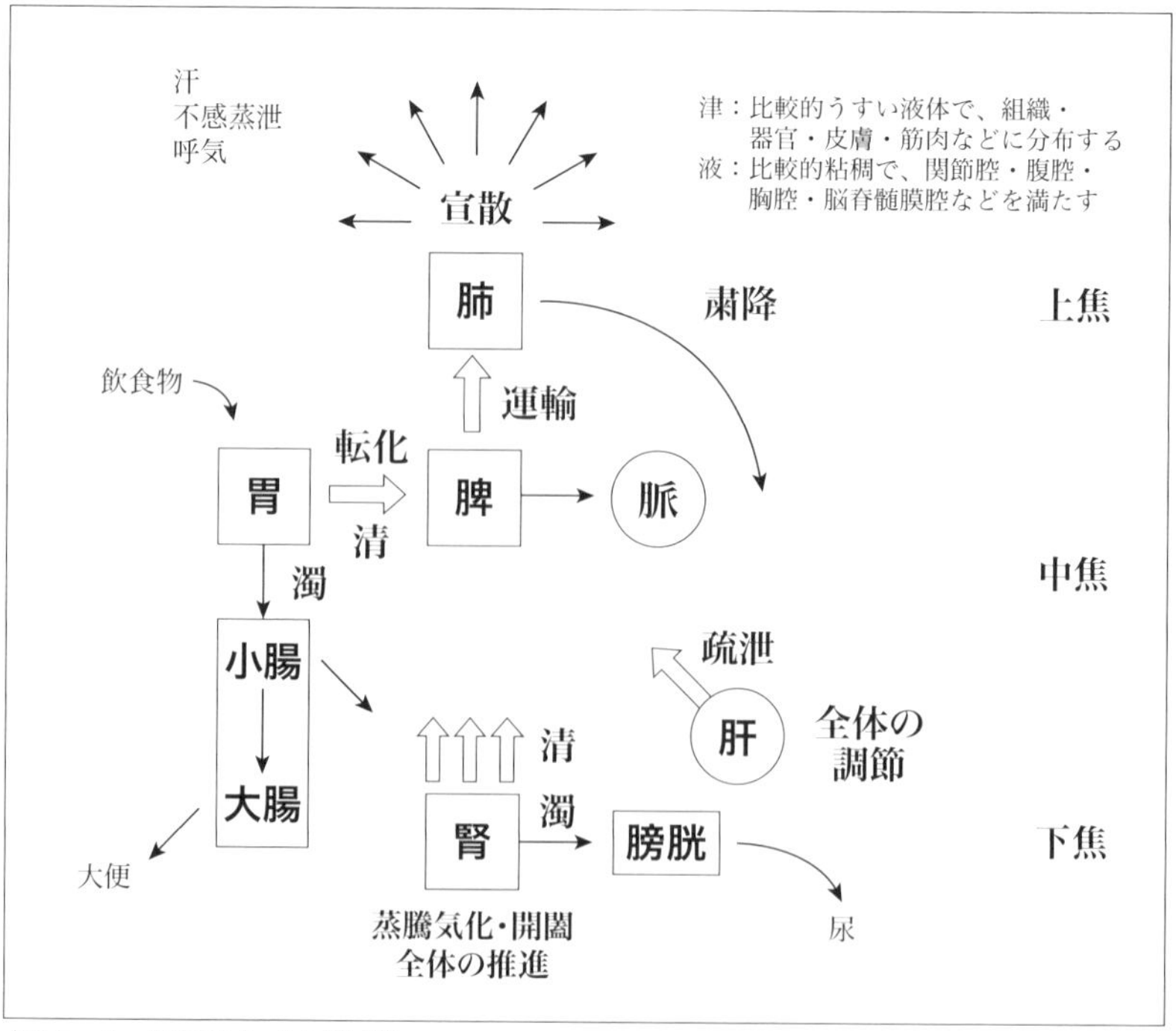

（図4－4　津液の生成と運行）

精）が補充され、精（腎精・腎陰）が形成され、気（腎気・腎陽・元気）が発生する。精の機能は生長、発育、生殖を司り、脳、髄、骨を生じる。また、気血を産生する（図4－5）。

五臓の機能

五臓の心・肺・肝・脾・腎は、主要な臓器である。心は血脈を主（つかさど）り、心臓の駆血能があり、神を主る高次神経系の機能があり、舌に開竅し華は面にあるので、循環系の状態を反映する。また汗は心液である心気、心血、心陰、心陽を出す。

肺は、気を主り呼吸機能、気の生成、および宣散、粛降を主り、水道を通調するので末梢の体液バランス、肺呼吸と皮膚呼吸の調節、体液の散布と排泄、さらに皮毛を主り鼻に開竅するので汗腺の調節、体温の調節、免疫能、臭覚がある。また肺液である肺気、肺陰を出す。

肝は、疏泄を主り、精神情緒の安定、自律神経系を介した機

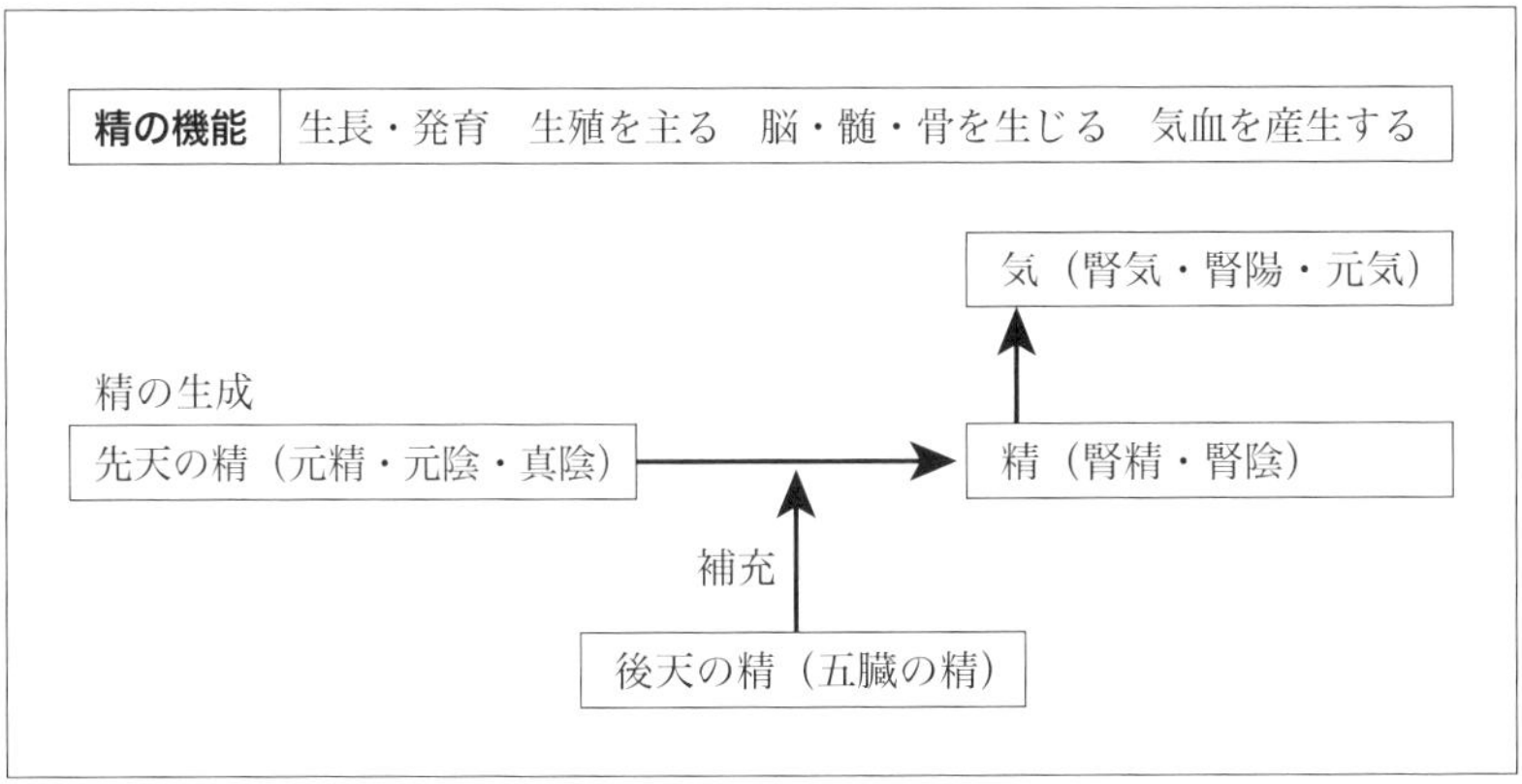

（図4－5）

能調節をし、血を蔵する。栄養物質としての血の貯蔵、自律神経系を通じた血液調節をし、筋を主るので運動神経系の調節をする。目に開竅し、鼻は爪にあるので、視覚系の調節、爪の栄養を主る。涙は肝液である肝気、肝血、肝陰、肝陽を出す。

脾は、運化を主り、消化吸収、栄養物と水分の輸送、栄養代謝をし、統血をする。血管壁の正常性維持、止血因子の生成と供給をし、四肢、肌肉を主り筋肉に栄養を与え、口に開竅し味覚食欲を主る。涎は脾液であり、脾気、脾陰、脾陽、中気を出す。

汗は心液である　心気・心血・心陰・心陽

心	血脈を主る	心臓の駆血能
	神を主る	高次神経系の機能
	舌に開竅し、華は面にある	循環系の状態の反映

涕は肺液である　肺気・肺陰

肺	気を主る	呼吸機能、「気」の生成
	宣散・粛降を主り、 水道を通調する	末梢の液体バランス、肺呼吸と皮膚呼吸の調節 体液の散布と排泄
	皮毛を主り、鼻に開竅する	汗腺の調節、体温調節、免疫能、嗅覚

涙は肝液である　肝気・肝血・肝陰・肝陽　涙は眼を濡し、目に開竅する肝との関係が強い

肝	疏泄を主る	精神情緒の安定、自律神経系を介した機能調節
	血を蔵する	栄養物質としての血の貯蔵、自律神経系を通じた血流調節
	筋を主る	運動神経系の調節
	目に開竅し、華は爪にある	視覚系の調節、爪の栄養

涎は脾液である　脾気・脾陰・脾陽・中気

脾	運化を主る	消化吸収、栄養物と水分の輸送、栄養代謝
	統血する	血管壁の正常性維持、止血因子の生成と供給
	四肢・肌肉を主る	筋肉の栄養
	口に開竅し	味覚、食欲

腎は上は耳に開竅し、下は二陰に開竅し、その華は髪にあり脳に通じる

腎	精を蔵し、生長・発育・ 生殖を主る	視床下部・副腎系を中心にした内分泌系全般の機能
	水を主る	水分代謝の根源的原動力・腎臓での水分濾過と再吸収の機能
	骨を主り、髄を生じる	生長・発育および知能・知覚・運動系の発達と維持
	耳と二陰に開竅する	老化との関連

（表4－2）

腎は精を蔵し、生長、発育、生殖を主り、視床下部、副腎系を中心にした内分泌系全般に機能し、水を主るので、水分代謝の根源的動力、腎臓での水分濾過と再吸収を行う。骨を主り、髄を生ずるので、生長、発育および知能、知覚、運動系の発達を維持する。上は耳と、下は二陰と開竅し、老化との関連がある。華は髪にあり脳に通じる（表４−２）。

木火土金水は、古代に発見された地上における主成分であり、宇宙の星に当てはめられ占星術に使用されており、五臓や五色とも関連させている。これらの相生は相克の関係を示すと、木・肝（胆）・青（蒼）は、火・心（小腸）・赤とは相生であり、土・脾（胃）・黄とは相克にある。また、火・心と土・脾とは相生である。金・肺（大腸）・白は、土・脾および水・腎（膀胱）・黒と相生であり、木・肝とは相克である。水・腎（膀胱）・黒は、木・肝と相生であり、火・心とは相克である。その関係は円形や星形により図示されている（図４−６）。

六腑の機能

胃小腸の清濁の分別については、胃は水穀を受納腐熱し、運化により精として脾に移り、脾から上輸して肺に昇る。胃から下降すれば濁として吸収運輸され糟粕となり小腸を経て大腸から排出され、小腸の水分の一部は三焦となり体内に戻り、清として膀胱から尿として排出される（図４−７）。

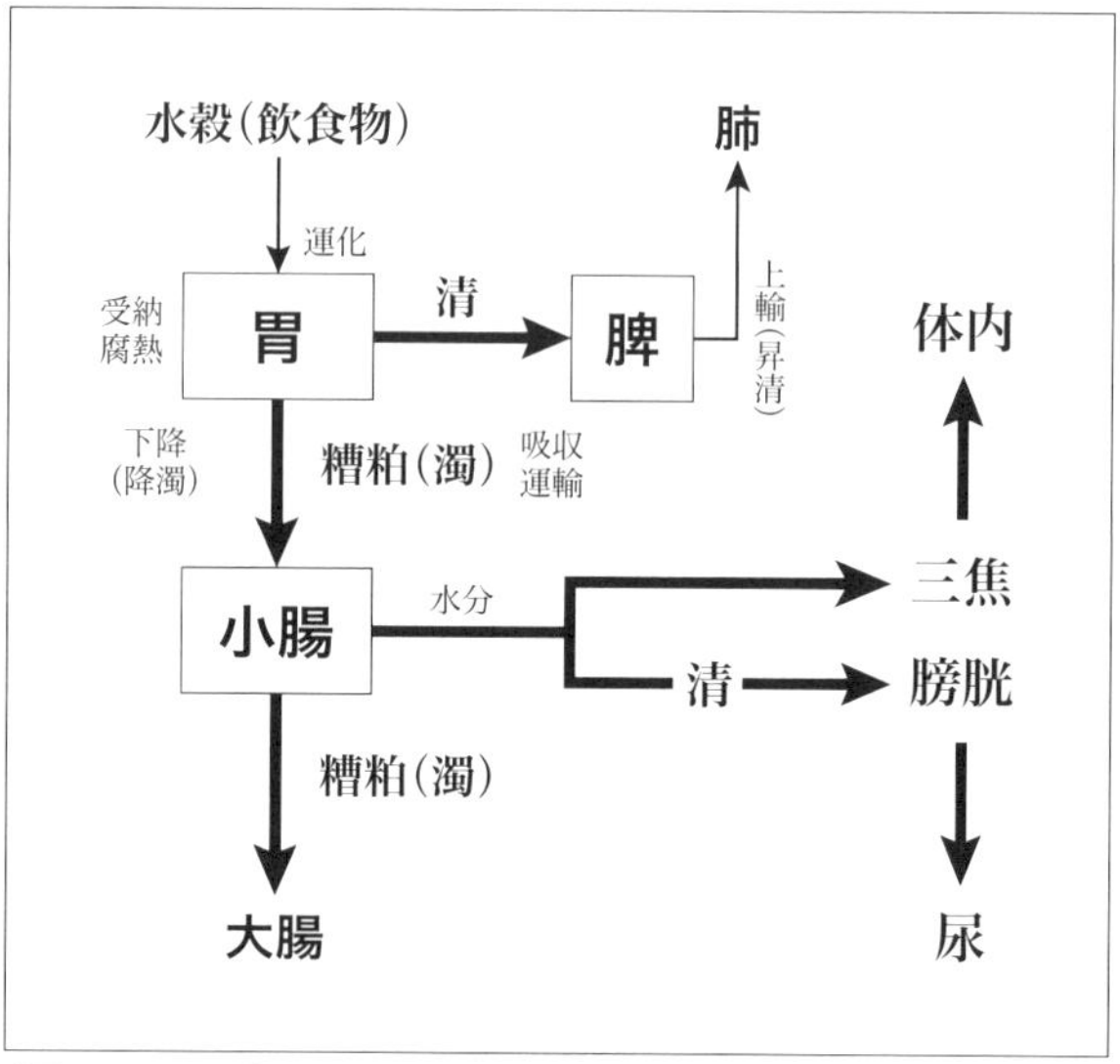

（図4－7　胃小腸と清濁の分別）

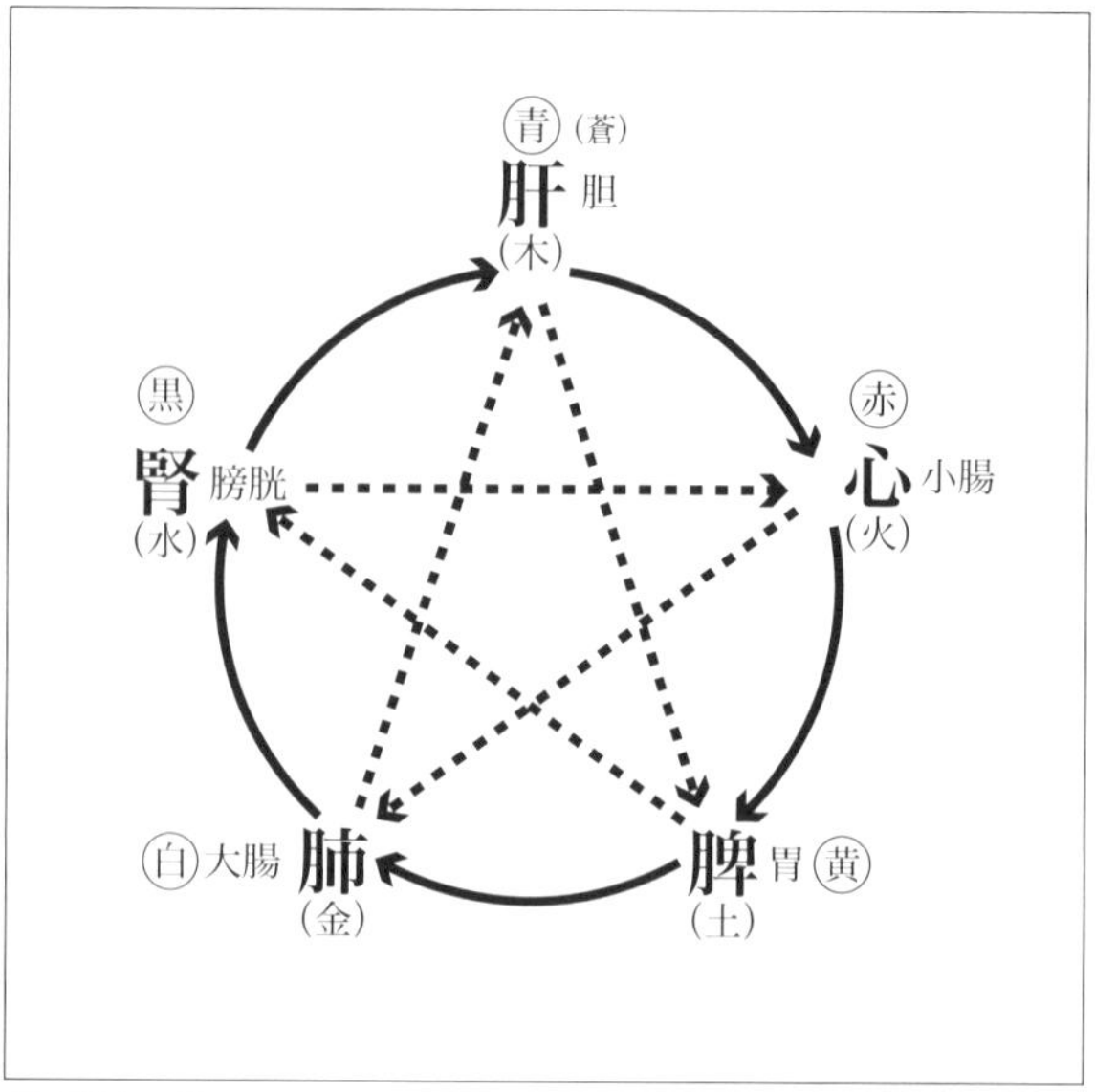

（図表4－6）

康治本傷寒論では、発病から死に至るまでの経過が示され、発病後太陽病となるが、傷寒系列では内となり、中風系列では外となり、少陽病に移行し、さらに陽明病（陰病）となるが、白虎湯系では表で少陰病に移行する。大承気湯系は内で大陰病に移行し、厥陰病に移行すれば死に至るが、回復すれば大陰病として快方に向かう。

内景側人臓図は、蘭学から採用された古来からの記述とは異なるが、五臓六腑の関係や三焦の位置が示されており、心包絡は心を包み心嚢膜とされ、精の運行を主るとされており、脳神経の機能に関係していると著述されている（図4－8）。

経絡、経穴と五臓六腑の連携

脈診や腹診と鍼灸の経絡や五臓六腑の連携は、脈診では左右両手と寸口、関上、尺中をそれぞれ浮沈により分ける。寸口の浮は左は小腸、右は大腸、沈の左は心、右は肺、関上では浮の左は胆、右は

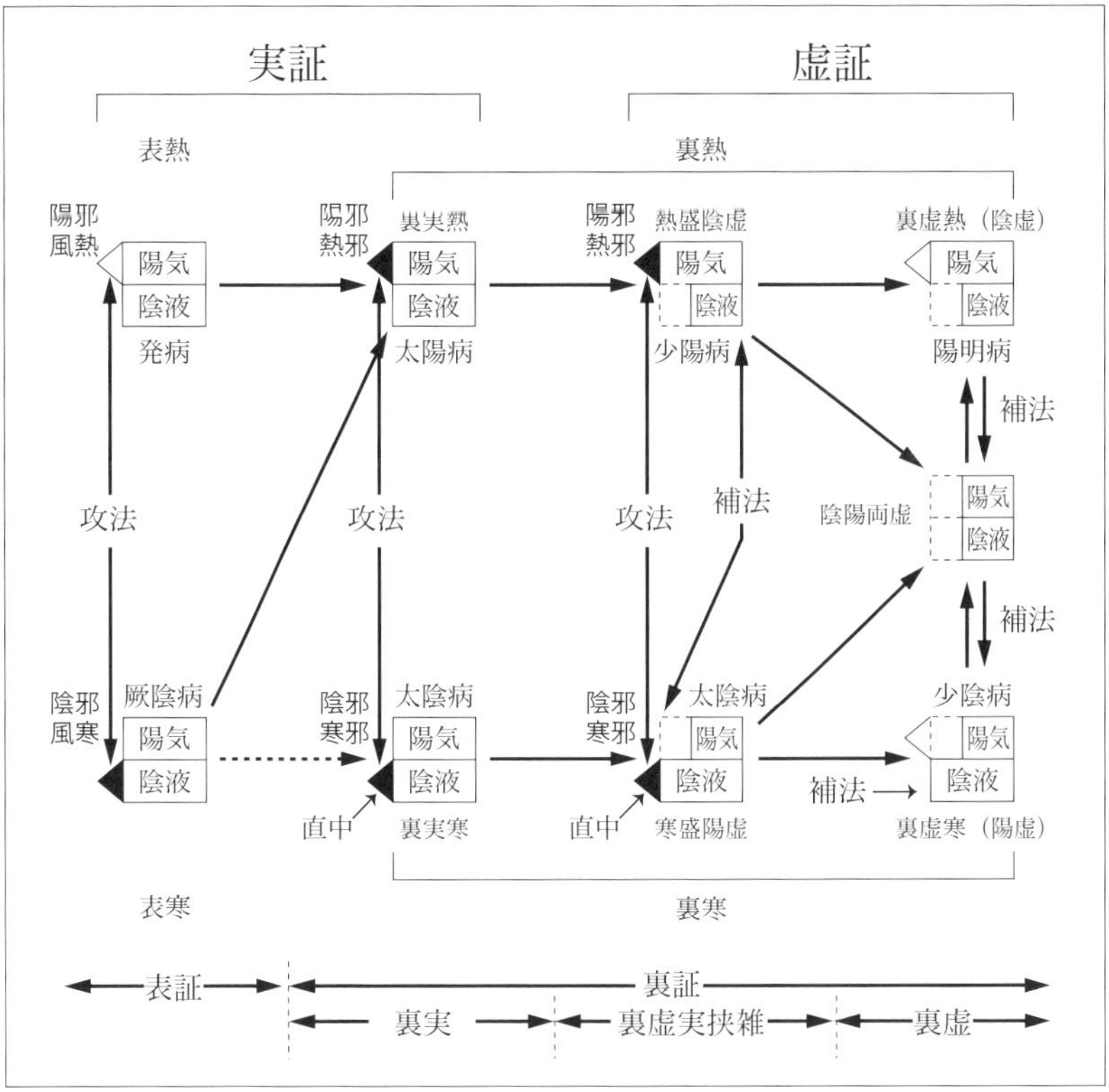

（図4－8　陰陽、虚実、表裏の病状推移と攻法の方剤と補法の補剤使用法）

胃、沈の左は肝、右は脾、尺中では浮の左は膀胱、右は三焦、沈の左は腎、右は心包とし、診断に使用されている。

心（伏梁）は上腹部中央に、肝（肥気）は中腹部左側に、脾（痞気）は中央の臍付近に、肺（息賁）は右側にある。腎（奔豚）は下腹部の中央にあり、腹診の際に参考とする。

肝・心・脾・肺・腎の五臓と胆・小腸・胃・大腸・膀胱・三焦の六腑はいずれも虚実に分類される。肝の虚は陰谷・曲泉を補し、実は少府・行間を瀉す。心包の虚は中衝・太敦を補し、実は太白・大陵を瀉す。大腸の虚は曲池・三里を補し、実は通谷・二間を瀉す。三焦の虚は中渚・臨泣を補し、実は三里・天井を瀉す、などが著述されている。

経絡と経穴の五臓六腑との関係は、背と腹部の五臓六腑との関連が示されている。期門（肝）は腹側で胸の右下にあり、中脘（胃）は臍と上腹部の中間にあり、肺兪は背側で胸の右上にあり、腎兪は腰部の左下にある（図4-9）。

流注図と五行穴では、臓腑と四肢の経絡との関係が示されている。太陰肺経は、肺から右腕外側を通り親指に終わり、陽明大腸経は、大腸から肺を通り上行して顔面の鼻の右側に終わり、下行して背中の左側を通り左腕の前内側を通過して左示指の先端に終わる。少陰心経は、小腸・大動脈・肺・心から上行して内眼角に終わり、下行して左腕の内側を通り、手の小指に終わる。太陽小腸経は、小腸・心から上行し、胸の左前面を通り、肺部の左側面を通過したのちに左腕外背側を通り、左手の小指に終わる。厥陰心包経は膻中（心包）に始まり下行して三焦に終わり、左

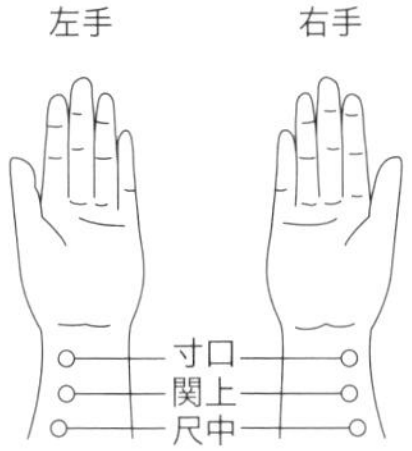

		左	右
寸口	浮	小腸	大腸
	沈	心	肺
関上	浮	胆	胃
	沈	肝	脾
尺中	浮	膀胱	三焦
	沈	腎	心包

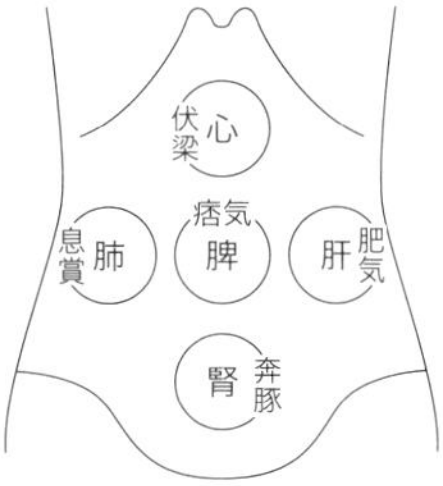

肝	虚	陰谷、曲泉を補す	胆	虚	侠谿、通谷を補す
	実	少府、行間を瀉す		実	陽谷、陽輔を瀉す
心	虚	少衝、太敦を補す	小腸	虚	後谿、臨泣を補す
	実	太白、神門を瀉す		実	三里、小海を瀉す
脾	虚	少府、太都を補す	胃	虚	解谿、陽谷を補す
	実	経渠、商丘を瀉す		実	商陽、厲兌を瀉す
肺	虚	太淵、太白を補す	大腸	虚	曲池、三里を補す
	実	陰谷、尺沢を瀉す		実	通谷、二間を瀉す
腎	虚	復溜、経渠を補す	膀胱	虚	商陽、至陰を補す
	実	太敦、湧泉を瀉す		実	臨泣、束骨を瀉す
心包	虚	中衝、太敦を補す	三焦	虚	中渚、臨泣を補す
	実	太白、大陵を瀉す		実	三里、天井を瀉す

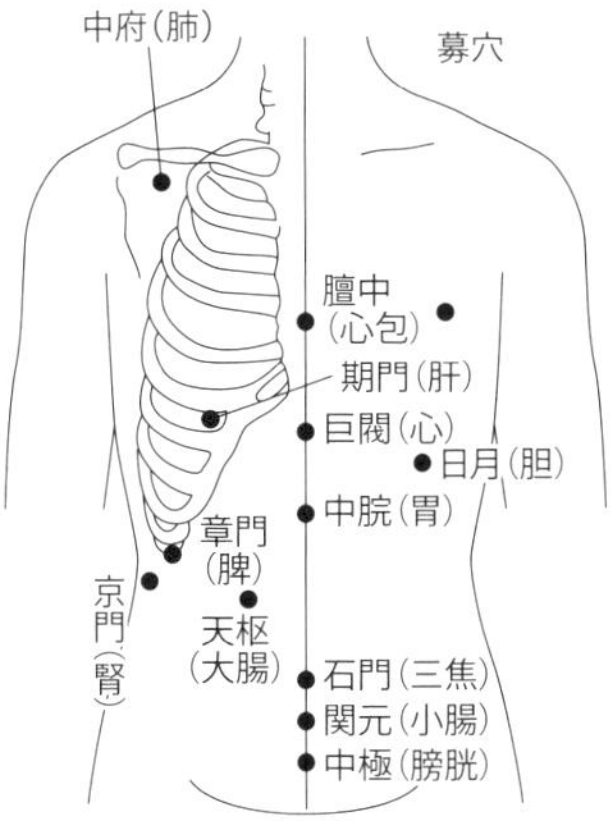

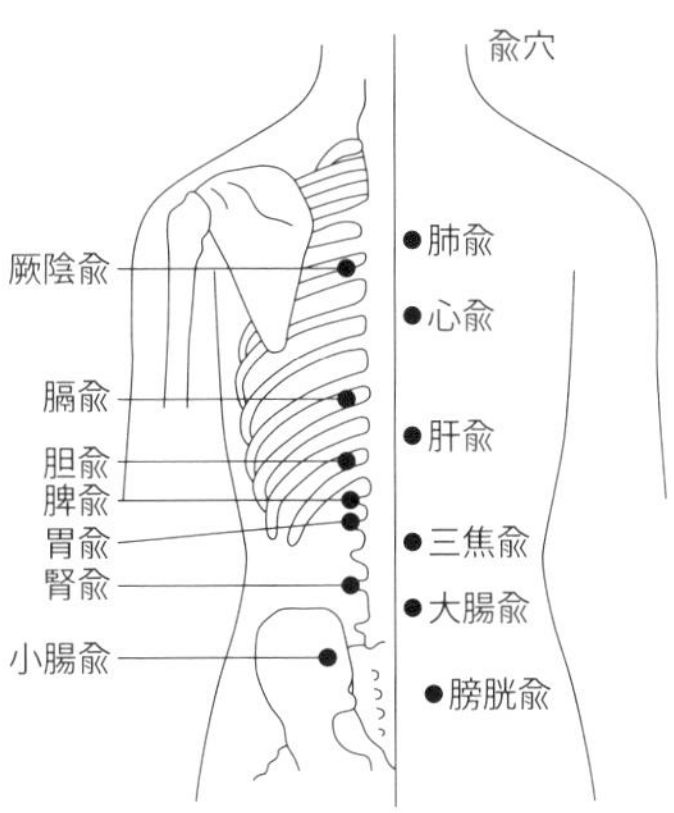

(図4−9　脈診や腹診と鍼灸の経絡や陰陽五臓六腑との連携)

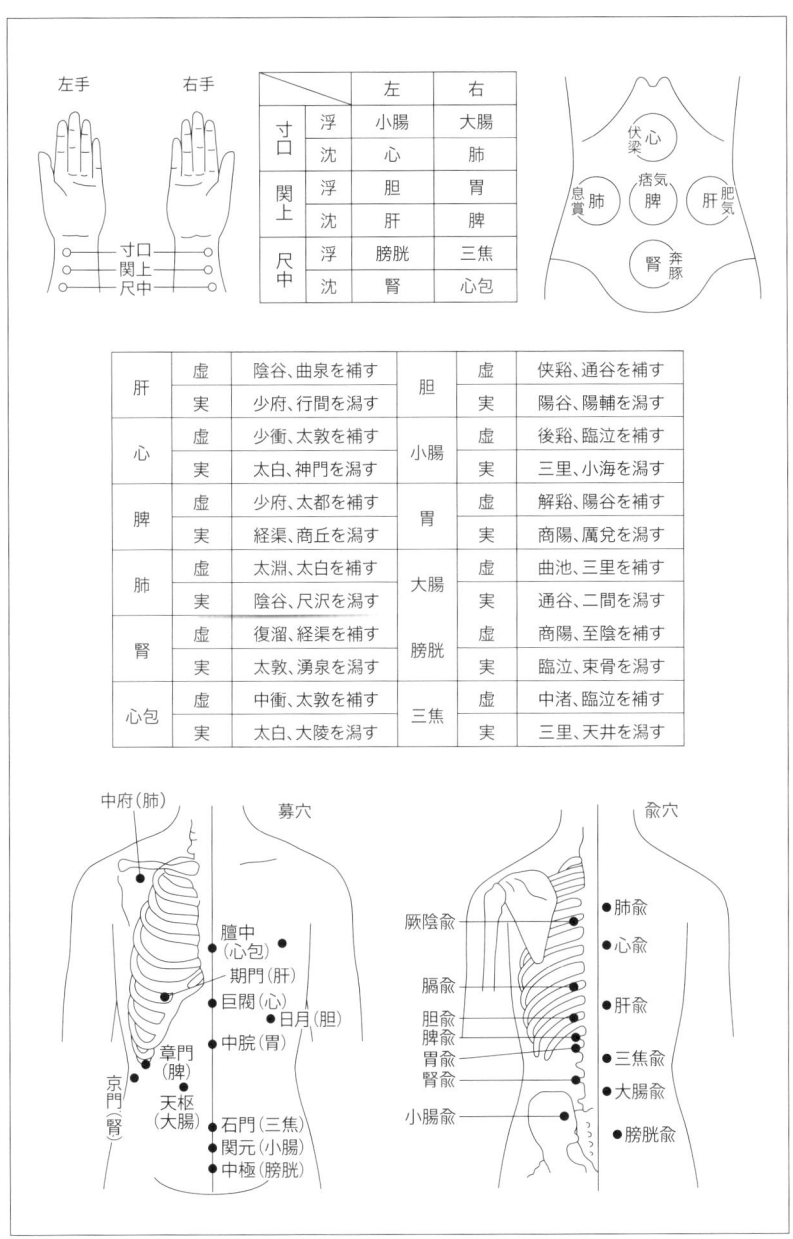

腕の全内側面を通過して中指に終わる。少陽三焦経は、膻中から右肺側で分岐し、上行して顔側面で左の眼尻と鼻の側面に終わり、下行して右腕の外側を通過して中指の背内側に終わる。

陽明胃経は、胃・脾から上行して顔面および頭部に分布し、下行して身体の前面を通り左足の第二指に終わる。太陰脾経は、心・脾・胃から上行して胸部の右側を通り舌根に終わり、下行して腹部前面を通り、下肢の右内側を通り足の親指に終わる。太陽膀胱経は、腎・膀胱に始まり、背中の右側を上行して後頭部から頭頂に達し、顔面に巡り鼻の根に達し、背部の左側を通過し、下肢の背側中央を通り、踵を通り第五指に終わり、分岐枝はさらに外側を通過している。少陰腎経は、肺・腎・膀胱から上行して体の右前面を通り、舌根に終わり、下行して体と下肢の右内側を通り、踵を経て親指の付け根に終わる。少陽胆経は、肝から上行して体の左前面を通り、背部の左側面から後頭部と頭頂を通り、聴宮を経て左眼に達し、下行して体の左側面を通過し、左下肢の外側を通り親指と第四指に達する。厥陰肝経は、肝・肺から上行して眼底を経て頭頂に達し、下行して右腹側部と中央部を経て、下肢の前内側部を通り親指に到達する。これらの経絡、経穴は鍼灸で用いられ、内臓疾患と末梢神経の疼痛や麻痺、痙攣の治療に有効とされている。

弁証論治による診療過程の臓腑弁証

四診で得た資料から、当面の病変、経過、予後および現状を判定することが弁証である。八綱弁証とは、表・裏・寒・熱・虚・実・陰・陽で、表裏は部位と病邪の深浅、寒熱は病変の性質、虚実は生気の強さと病邪の勢いを表し、陰陽は総てを総括する。陰陽、虚実、表裏の病状推移を示し、論治による治療に対する攻法である方剤と補法である補剤の使用法、および発病から太陽病、少陽病、陽明病、少陰病、太陰病、厥陰病などを総合して診療をする。気は陽、血津液精は陰、充実したものは実証、不足したものは虚証とされており、表寒は表証で裏実、裏虚と虚実挟雑は裏証になる。

臓腑弁証では、機能系の臓腑の生理的、病理的特徴に基づいて、臓腑の病変であるのを弁別する。心と小腸の病証では心気虚は動悸、息切れ、胸内苦悶があり、治法は補益、心気で、方剤は四君子湯、炙甘草湯、心湯を用いる。心陽虚は四肢の冷え、顔面蒼白を伴い、治法は温通心陽で、方剤には桂枝人参湯、保元湯を用いる。そのほか心肺気虚、心腎陽虚と心血虚、心隠虚、心気両虚、心腎隠虚や心火（心火旺・心火上炎・心火亢盛）として、心熱下注小腸、心腎不交があり、胸痺（心痺・胸陽不運）や痰迷心竅と痰火擾心などもある。

肺と大腸の病証では、肺気虚は発汗、免疫機能低下があり、風邪に罹りやすく、治法は補肺益気、祛痰定喘、固表があり、方剤は玉屏風散、牡蠣散などであり、肺脾気虚も属する。肺陰虚は肺の陰液の不足で、慢性病による栄養障害、気管支の免疫分泌不足で、治法は滋陰潤肺、清熱化痰であり、方剤は百合固金湯、沙参麦冬湯などを用いる。気陰両虚、肺腎陰虚もあり、肺失宣粛には風寒束表・寒邪犯肺・風熱犯肺・熱邪犯肺・燥邪犯肺、痰飲伏肺、風水相搏も属する。腸虚滑脱、大腸虚寒、腸燥便秘など大腸の疾患もある。

脾と胃の病証は飲食物の消化、吸収、排泄に関する。脾運衰弱では、脾気虚（脾胃気虚、脾胃虚弱、中気不足）は食欲不足、気力・体力不足、腹部膨満感、腹痛などを伴い、治法は健脾益気で、方剤として四君子湯、異功散、参苓白朮散を、脾胃気虚には六君子湯、香砂六君子湯を用いる。脾陽虚（脾陽不振、脾陽虚弱、脾胃虚寒）は状態が悪化し、同化作用の低下、循環不良などによる寒証を伴い、低タンパク血症などによる浮腫が発生し、四肢の冷え、軟便が起こる。治法は温陽助運で、益気健脾の基礎から温陽薬を配合し、方剤として理中丸（人参湯）、附子理中湯を、脾胃陽虚には附子理中湯、腎陽虚の水腫には実脾飲、真武湯などを用いる。中気下陥、脾陰虚（脾気陰両虚）もこれに属する。脾不統血（気不摂血）、胃陽不足、胃陰虚などの胃の症状が生じ、寒湿困脾（湿困脾胃）と湿熱阻滞脾胃は飲酒や美食により発生する。胃寒（寒痛）は上腹部の冷えと疼痛を伴い、胃熱（胃火）は熱邪による胃の障害である。食滞胃脘（胃中停食）は胃に停滞し運化機能が阻害されており、胃気上逆は胃の蠕動低下で悪心、嘔吐などがある。

肝と胆の病症は、情緒の変動、自律神経系の失調、栄養障害、循環障害、運動系の異常、眼の障害が表れる。胆は肝と密接な関連があり、肝の疏泄の一部になる。肝血虚は、顔色や皮膚の色が悪い、艶がない、爪が脆い、脱毛、疲れ眼、手足の痺れ、筋肉の痙攣、無月経などがある，治法は滋補肝血で、方剤は当帰補血湯、四物湯、補肝湯、八珍湯などである。肝陰虚・肝陽上亢は肝の陰液の不足で肝腎同源で、腎陰に及び、肝腎陰虚を呈することが多い。熱証（虚熱）で、脳の抑制過程の減弱による興奮性増大、自律神経の興奮、ホルモン失調、異化作用亢進などが関連し、口や喉の渇き、身体の火照り、寝汗がある。治法は滋陰平肝潜陽で、方剤は肝陰虚は二至丸、両地湯などを、肝腎陰虚には杞菊地黄丸、一貫煎などを、肝陽上亢には珍珠母丸、大補陰丸、鼈甲養陰煎などを用いる。

肝風内動は肝気の失調で、筋脈を濡養できず筋肉の痙攣眩暈などが起こり、肝陽化風、熱極生風、隠虚動風、血虚生風などがある。肝気鬱血（肝気鬱滞・肝鬱気滞・肝鬱・気鬱）は気機が欝滞し、自律神経系の過緊張が主体で情緒の変動が生じ、食欲不振、月経痛などがある。気厥（肝気逆）も属する。肝火（肝火旺・肝火上炎）が肝の陽気の過亢進で自律神経系と中枢神経系の興奮や異化作用の亢進や炎症があり、頭痛、耳鳴り、鼻血などがみられ、心肝火旺、肝火犯肺（木火刑金）も属する。

肝胆湿熱は疏泄作用が障害され、消化器系の炎症が主で、胆汁の排泄障害、自律神経失調、水分代謝障害がある。寒滞肝脈（寒疝）は肝経の経絡に沿った冷えを伴う疼痛で血管収縮、筋肉緊張と痙攣がある。肝気横逆は、疏泄と運化の関係が失調した状態で、自律神経系の失調による消化吸収機能の障害で、肝胃不和の肝気犯胃および肝火犯胃がある。肝脾不和は、肝気犯脾と脾虚肝乗がある。

腎と膀胱の病証は、腎陰と腎陽に関係し、一方の不足は他の不足になり、陰損及陽、陽損及陰という。腎精不足（腎虚）は、骨格発育不良、知力減退、運動能力減退、性機能衰退、耳鳴り、目眩、脱毛などがみられ、治法は補益腎精で、方剤は左帰飲、右帰丸などがある。腎気不固は、副交感神経系の機能低下により、泌尿器、生殖器系の異常がある。陽虚は、腎虚が悪化し、内分泌機能の低下で同化作用の衰弱があり、脳の興奮性が低下し、腎虚水氾も属する。腎陰虚は、腎の陰液の不足により、内分泌および自律神経機能の興奮、脳の抑制過程減弱による興奮が増強する。腎不納気は、腎精が不足し、腎気の機能が低下して肺と共同して行う機能が障害され、呼吸困難が持続する。膀胱湿熱は、膀胱の気化が障害され、炎症や結石による排尿障害が起こる。

弁証論治の病邪弁証

病因には大きく分けて内因（体質素因・精神的素因）、外因（生活素因・自然素因）、病理的産物（気滞・瘀血・痰飲・水腫）があり、外因と病的産物をまとめて病邪と呼び、発生した原因を弁明し、適切な袪邪法を用いて除去する。

六淫の病証は、風邪・寒邪・湿邪・火邪（熱邪）・燥邪・暑邪があり、風邪は突然発症する。外感風邪は、風寒・風熱・風湿・風水があり初期症状で発熱、頭痛、咳嗽・喀痰などの肺失宣粛の症状がみられる。治法は袪風化湿で、方剤は羗活勝湿湯、荊防敗毒散である。風邪侵入経路（風邪襲絡）には面癱（顔面神経麻痺）が、痺証（風寒湿痺）は行痺、痛痺、着痺がある。風疹は風邪が肌表の虚に乗じて侵入し、痒みが遊走性に出没する。皮疹が特徴であり、内風も属する。寒邪は全身、または局所の寒冷症状で、うすい排泄物、固定性の激痛、筋肉の引き攣りがあり、外感寒邪、寒痺（痛痺）、寒痛、寒瀉がある。湿邪は経過が長く停滞性の症状があり、水液の停滞、消化機能の障害がある。周囲の湿気との関係が深く、外感湿邪、湿痺（着痺）、湿阻がある。火邪（熱邪）は症状が激しく進行が早い。脱水、出血をきたしやすく、粘稠や膿性の排泄物などの特徴があり、炎症を主体とした機能亢進、異化作用の亢進、自律神経機能過亢進などがあり、外感熱邪、実熱、虚熱、熱痺がある。暑邪は熱邪の一種で、炎熱の気候のせいで発汗などにより急激に津液と気を消耗する。進行が最も早く、傷暑・中暑・暑温・陰暑などがある。燥邪は局所または乾燥症状であり、空気中の湿度の低下とそれに伴う病原菌の感染を含めたもので、粘膜の乾燥と炎症が起こる。

痰飲・水腫は津液が体内に貯留した異常な水液で、三焦を通じて全身に瀰漫する水液が湿で、集合して流動するのが痰飲である。痰は気道から分泌されるのみでなく、肺の痰である咳嗽、喀痰があり、湿痰、寒痰、熱痰、燥痰がある。心の痰は機能障害で意識障害、痙攣などを主とし、脳代謝障害、脳血管障害、脳浮腫が関連し、痰迷心竅、痰火擾心がある。脾の痰は運化機能の低下により水分が三焦に貯留したもので、脾虚生痰ともいわれる。痰濁上擾は痰が内風とともに頭を上擾し、目眩、ふらつきがあり、脾虚で運化できず、水液が停積して痰が生ずる。胸部の痰は、胸部を冒した病変で、懸飲、支飲と呼ばれ、胸膜、肋膜、肺の炎症による胸水が懸飲で、胸水腫が支飲である。経絡・四肢の痰証では、慢性のリンパ節腫大（痰核、瘰癧）、甲状線腫などは痰が経絡に留まったために発生し、四肢の経絡を阻滞するとしびれやだるさ、痛みを発生する。喀痰は、痰は粘り、飲は稀薄という区別があるが、まとめて痰飲と呼ばれる。水腫の病症は浮腫ともいい、腹水（鼓腸）、胸水も水腫の一種で、肺・脾・腎の水分代謝に関連する機能失調によって生ずる。実証の水腫を陽水で肺失宣粛とし、虚症の水腫は陰水で、脾運衰弱、脾腎陽虚によって生ずる。

弁証論治の外感熱病弁証

外感熱病は病邪が人体に侵入したために発熱を主とする症状で、病邪と正気の力関係で、前記の弁証のすべてが含まれ、特に病邪弁証と関係が深い。主に細菌・ウイルスなどの病原微生物の感染による。発熱には邪盛正実、邪衰正復、正虚邪恋、邪盛正虚があり、病変の経過により発病期、熱盛期、回復期に分けられる。邪盛正実の段階では、初期（太陽病表証・衛分証）の風寒表証（表寒）は邪の侵入によるもので、秋冬に発生する。悪寒、頭痛、関節痛が強く、発熱は軽度で、治法は辛温解表、方剤は麻黄湯、三拗湯、荊防敗毒散、桂枝湯などで、風温表証（表熱、風熱表証）、暑温表症、秋燥表証がある。熱盛（陽明病・気分証）には、気分初熱、気分熱盛（気分大熱・陽明病経証）、熱結腸胃（陽明病腑証・腸胃熱結）、気分湿熱（温熱留恋三焦）が属する。邪衰正虚になると病邪の勢いは弱くなるが後期または末期の段階で傷陰、脾気虚・脾陽虚

（太陰病）、心腎腸衰（少陰病）がある。邪去生復は回復期で、病邪が消失し、正気が回復し気陰両虚がある。

傷寒論の六経弁証の六経は、太陽・少陽・陽明・太陰・少陰・厥陰のことである。太陽病には太陽病経証、太陽病腑証があり、少陽病は邪が手・足少陽に侵入したものであり、陽明病には陽明病経証（陽明熱盛）、陽明病腑証（陽明熱結）がある。太陰病は寒邪が太陰脾腸の運化を阻滞し、裏寒を生ずる。厥陰病は邪が手・足厥陰の気機を阻滞し、血脈の運行が悪くなる。少陰病には少陰病寒化証、少陰病熱化証がある。衛気営血弁証は熱邪による陰液消耗の経過を分析したものであり、衛分証、気分証、営分証、血分証、心包証がある。

治療法則と治法

治法には十二支と月と季節の五行に対する配当がある。それらの関係を図に示すと、旧暦では十二月の冬至と水の子は北になり、三月の春分は木と卯になり、六月の夏至と火の午は南になり、九月の秋分は金と酉になり、十月の立冬は土に当てはめられる（図４-10）。

治則の本治は本質的な病変の治療で、標治は外面に表れた症状の治療で、治本・治標、標本同治がある。正治は病変の寒熱・虚実のいずれかを弁別し、仮象に対する治療法であり、寒因寒用、熱因熱用、通因通用が属する。扶正と祛邪は邪正闘争を解決する治療法であり、扶正は脆弱な正気を補充するため補法を用い、祛邪は病邪を除去するために攻法を用いる。先攻後補、先補後攻、攻補兼施が属する。陰陽の調整には、陰陽偏盛と陰陽偏衰の調整が必要であり、加減のためには因時制宜（季節による）、因地制宜（地域・環境による）、因人制宜（個体差による）がある。

治法には薬物の内服による内治法のほか、外用、鍼灸、推掌のさまざまな方法がある。外治法として発汗法（汗法・解表法）の辛温解表、辛涼解表、解表変法の益気解表、補陽解表、補血解表、滋陰解表がある。温熱法（清法）は寒涼性の薬物により熱証を除く治療法であり、清熱解毒、清熱瀉火、清熱涼血、清熱燥湿、清虚熱（滋陰清熱）がある。瀉下法（下法・攻下法）は糞便を排出させ病邪を駆除するもので、寒下（清熱瀉下）として熱結と熱毒の瀉下があり、温下、潤下（腸燥便秘）、逐水、攻痰（滌痰）、逐瘀、導滞、瀉下変法がある。和解法は臓腑間の機能調整で、陰陽の失調を正常に回復させる方法であり、和解半表半裏、和営解欝、調和肝胃、調和肝脾、調和腸胃がある。温裏法は温性・熱性の薬物によって陽気を補い、寒邪を除去する方法で、

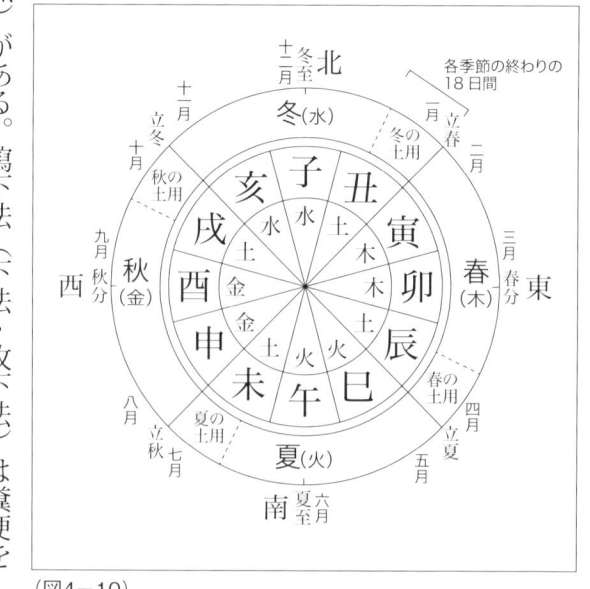

（図4－10）

内臓の循環・代謝機能を促進し、裏寒を治療する。温中散寒、回陽救逆、温陽利水、温経散寒がある。補益法（補法）は虚証に対する治法で、補気（益気）、補血（養血）、補陽（温陽・壮陽・助陽）、補陰（滋陰）がある。消散法（消法）は体内の有害物質・病理的産物および腫瘤を徐々に除去する方法で、消食、化瘀（祛瘀・活血祛瘀）、軟堅、化痰の止咳、熄風、豁痰開竅、化湿の温中化湿、清熱化湿、温陽利化瘀水がある。理気法は気滞に対する治療法であり、行気（理気）、疏肝理気（理気解欝）、降気がある。固渋法は薬物の収斂により陰液・陽気の消耗を防止する方法である。虚証が基礎にあるため扶正を用い、斂汗（止汗）、斂肺（止咳）、渋腸（止瀉）、固精、縮尿、固経、止帯、止血がある。鎮納法は鉱物類や甲殻類の薬物で鎮静、鎮痙する方法で、鎮心安神、潜陽熄風、固腎納気がある。開竅法は芳香性の薬物により意識を覚醒させる方法で、清心開竅（涼開）、豁痰開竅（温開）がある。

第5章

ネパール、モンゴル、チベット自治区における チベット医学

概要

チベット医学（藏医学）は、ヒマラヤ山麓の厳しい自然と調和しつつ暮らしてきたチベット族の人々が、長い歴史の中で生み出した伝統医学である。中国で当時「吐蕃」と呼ばれたこの一帯には、もともと仏教伝来以前から、ボン教が土着の宗教として普及していた。7～8世紀にかけて、こうした民族固有の伝統と、新たにインドや中国からもたらされた医学が融合し、今日のチベット医学が誕生する。

治療師は「アムチ」と呼ばれ、主としてラマ僧が担当してきた。その宗教色の濃い医学論理は、ユトク・ユンテン・ゴンポ編纂の『四部医典』の中にまとめられている。

チベット医学が重視するのは、老化の予防、そして長寿である。地・水・火・風・空を発育成長と生命維持の根本に据える「五元学説」に基づき、人間の体質を三つに分類したうえで、その均衡の失調が、病気や老衰に関係していると考えるわけだ。治療にあたっては、動植物や鉱物などの生薬（対象となる物質は計８００種類）を配合した丸薬をベースに、食餌療法、薬浴、マッサージ、鍼なども併用される。

医学と占星術がセットになっていることも大きな特徴で、治療の拠点は「メンツィーカン」と呼ばれる医学・暦学研究所である。前述の宗教的性格と関連して、マントラ祈祷なども盛んに実施されている。

チベット医学は、東洋の伝統療法としては、中医学・アーユルヴェーダ・漢方についで普及しているといえるだろう。その勢力圏は、チベット仏教の布教範囲と密接に関速しており、たとえばモンゴル、ネパールのムスタン自治区（王国）、ブータン王国などでは盛んに行われている。くわえて、チベット亡命政府の位置するインド北部には多くの診療所が存在する。

診療所の数は、このインドの45ヵ所を筆頭に、モンゴル20ヵ所、ネパール10ヵ所などと続く。医学校は、インドに3校（ダラムサラ・バラナシ・タハチリ）、ネパールに4校（カトマンズ2校、ポカラ2校）、モンゴルではウランバートルに2校が開設されている。

なお、本場のチベット（西藏）自治区においては、中国政府の指導のもと、チベット医学は排斥されていたが、ここ30年ほどで徐々に復権が進み、青海省西寧を中心に臨床・教育施設が建設されるようになってきた。

以下の論考では、筆者の１３６番目の訪問国となったネパールをはじめ、モンゴル、チベット自治区におけるチベット医学の現状について報告する（図5-1）

ネパールのチベット医学

モンゴルとチベットが日本の4～6倍もの広さをもつのに対し、ネパールの国土面積はその半分にも満たない。ただし人口面では、山岳・砂漠地帯のモンゴルが２６５万、チベットが

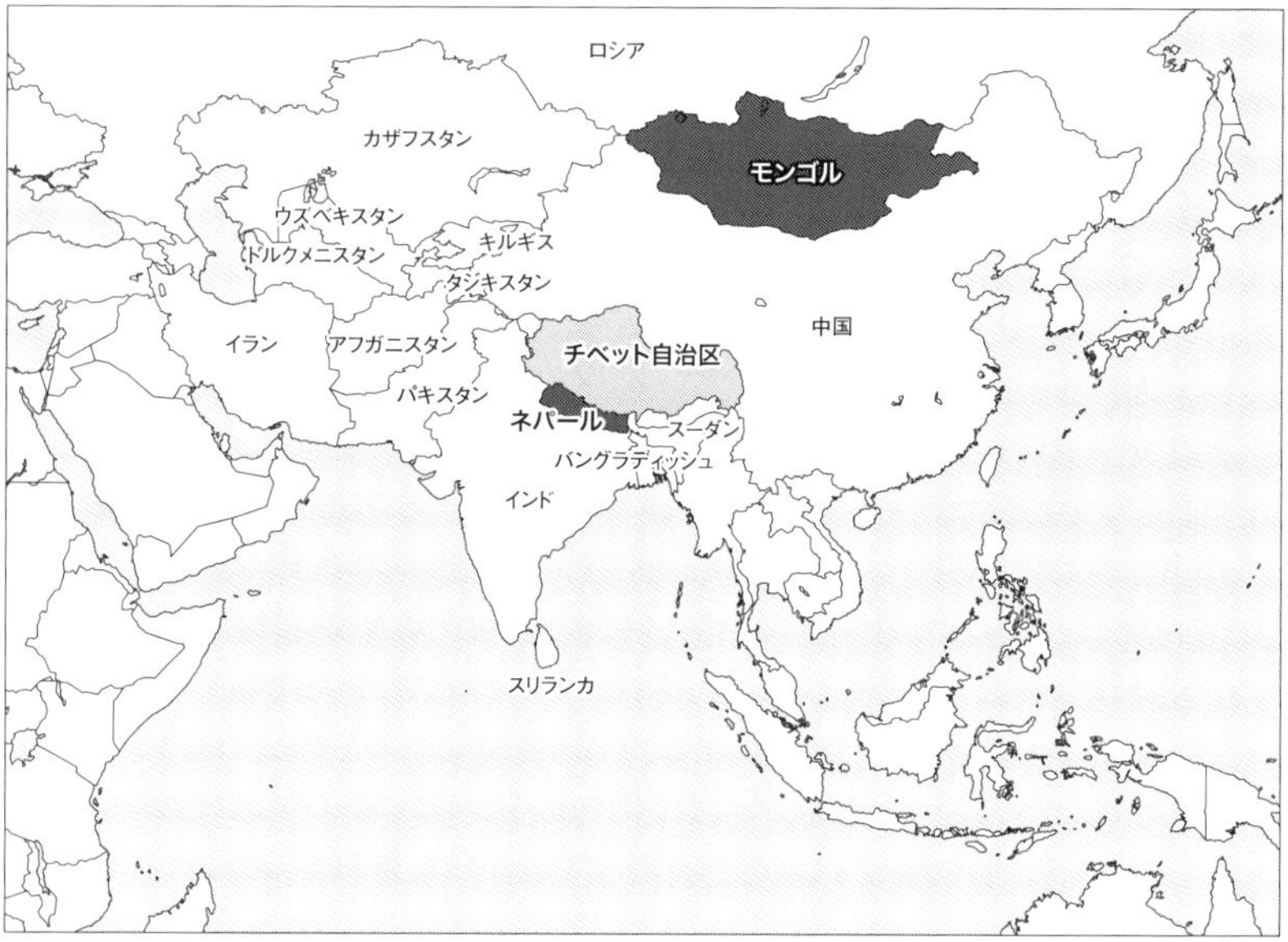

（図5－1　ネパール・モンゴル・チベット自治区の位置関係）

２９０万なのに対して、山間の沃地に位置するネパールは約３０００万人に達する。なかでも首都カトマンズには３００万の人口が集中し、盆地の地形も相まって、化石燃料の消費による大気汚染が深刻度を増している。

全国各地に仏教寺院が散在しており、カトマンズに隣接するパタン（ラリトプル）市には、釈迦の遺物を収めたと伝えられるアショカ王建立の舎利塔がそびえている。

政治面においては、１７６８年にひらかれたグルカ朝（シャー朝）が21世紀に入ってもなお継続していたが、２００６年に共産党（マオイスト）が政権を掌握し、08年の制憲議会選挙および大統領選挙を経て、ラムバラン・ヤーダブが初代大統領に選出され、今日にいたる。現在のネパールは、したがって共和制ではあるが、09年以降、マオイストが勢力を挽回したことで、政治的不安が生じている。

国内総生産（ＧＤＰ）は３４０億米ドルで、一人あたりのＧＤＰは１２００米ドル（ともに購買力平価ベース）と日本の25分の１にも満たない。国民の約半数は「絶対的貧困層」に属している。

医療費支出はＧＤＰの５％で、一人あたり年間60米ドル程度。うち公的医療費支出は約３割を占めるにすぎない。近代医療のインフラは日本やインドからの援助に頼っており、その恩恵を受けられる人はごくわずかである。国立トリブバン大学教育病院（日本の無償資金協力で建設された）のPrakash Sayami教授によれば、２年前に導入した心臓血管手術は、それでも症例数７００例に及んでいるとはいうが、低侵襲手技などは施行されておらず、他の領域でも十数年の遅れがみられる。

こうしてネパールの一般市民は伝統医学に頼らざるを得ない状況なのだが、そこでいう「伝統医学」とは、チベット医学より、むしろアーユルヴェーダであることが多い。

カトマンズにはチベット医学校が2校あるが、いずれも規模は小さく、大型の製薬工場なども存在しない。１９７３年に創設されたクンヘン・チベット医療センターは、やはり小規模な施設だが、Tashi Pedan所長の話では、一日約１００人の外来を診察し、心身症・胃腸疾患・関節疾患・心臓病などの治療を行っている。

治療師の数は市内で5人、ネパール全土でも20人ほどであるが、その中でとくに名高いのが、ミチミ・タパー師だという。

モンゴルのチベット医学

歴史的にチベットとモンゴルの両者はつながりが深い。

モンゴルは13世紀にチンギス・ハーンとその後継者の手で、中央アジアを拠点に、東は中国、西は東欧諸国にまでいたる大帝国を樹立する。この時代、チベットはモンゴルの領土に組み込まれていた。14世紀に入ると、モンゴルは相次ぐ内紛で衰退し、版図は縮小の一途をたどる。19世紀にはついに、外モンゴルと内モンゴルが中国（清）の支配下に置かれた。

それでも20世紀初頭には独立の気運が高まり、１９２４年、旧ソ連の援助を受けてモンゴル人民共和国が成立する。内モンゴルでもこれに呼応する動きがみられたものの、47年に中国が内モンゴル自治区を設置し、以降、内外モンゴルは別々の道を歩むことになる。

東西ドイツが統合された90年には、人民革命党（現在の人民党）が一党独裁を放棄し、民主制へ移行。92年には新憲法が制定されて、国名もモンゴル国に改められる。２０００年以降は人民党と、新たに結成された民主党が拮抗して、不安定な政情を生み出している。主たる産業は畜産と鉱業のみで、経済は停滞し、絶対的貧困率は35％に達する。

次に医療事情に目を転じると、都市部では近代的医療が導入されており、ロシアの援助によって次々と病院が建設されている。首都ウランバートルには、５００床の国立健康科学大学病院、６００床の軍隊病院をはじめ、１００床前後の小病院がいくつもある。病院数は１３２、全病床数は６０００床、うち3割の機関でチベット医学が施行されている。

国立健康科学大学病院の付属診療所では、ラマ僧が医学生の教育や実際の診療行為に携わっている。マッサージ・冷水浴・薬草浴・蛭吸血治療・瞑想などのほか、古式に則ったマントラも施術の一環に組み込まれている。

生薬の種類は植物性３２０・動物性２００・鉱物性１００と数多いが、臨床上よく用いられるのは89種類である。そのうち、とくに使用頻度の高い（5％以上）10種類を表5–1に掲げる。筆者がDungerdorj副学長から受けた説明によれば、モンゴルではこれらの生薬は馬乳と混ぜて用いられるならわしで、また、状況に応じて西洋近代医薬との併用も行われるとのことである。いずれにせよ、このような大規模施設は都市部に集中しており、地方ではもっぱら小さな診療所単位で、この種の伝統療法が施されているのが実情である。

本場のチベット医学

チベット（西藏）自治区は、地域の大半を不毛な砂漠地帯が占める。経済を牽引する産業にも

	生薬名	使用率/頻度	薬草	採取源	薬効	特徴	記載率
1	SHUDAG	14% /288	Acorus calamus	草花の根	消化剤 下痢止め 長寿薬 皮膚炎	苦み 温・粗	8.4%
			Amethystea coerulea	草花の茎			
			Corydalis impatients		胸痛鎮静 外傷熱		
2	BASHAGA	17% /263	Odontites rubra	草花の茎	内蔵熱	苦み 冷・粗	8.2%
			Dianthus superbus	草花の花			
			Veronica cliata				
3	BONG DKAR	18% /271	Aconitum ambiguum			苦み 冷・鈍	7.9%
			Baicalinne tunica	毒草の根	丹毒歯痛 抗蛇毒		
			Gentiana barbata	草花の茎			
			Gentiana dahurica				
4	TIG TA	10% /263	Gentiana pseudoaquatica	草花の茎	胆嚢炎 肝臓熱 頭痛	苦み 冷・鈍	7.6%
			Gentiana pulmonaria	草花の茎			
			Viola patrinii				
5	SHIN MNGAR	23% /249	Glycyrrhiza uralensis	草花の根	鎮咳 吐き気止め 解毒 強壮剤	苦甘味 冷・粗	7.2%
6	STAR BU	30% /102	Berberis sibirica	草花の茎	鎮咳剤 肺炎	酸味 温・乾	5.6%
			Hippophae rhamnoides	草花の茎	血行改善 肝硬変		
7	SERJIMEDDOG	31% /189	Hemerocallis lilio		肺炎 潰瘍 肝炎	甘味 冷・乾	5.5%
			Hemerocallis minor	草花の茎	血液疾患 鎮静剤		
			Hypericum ascyron	毒草の種	血便 糖尿病		
8	DZIN PA	37% /180	Aconitum altaicum		関節炎 痛風	苦甘味 温暖	5.2%
			Aconitum ambiguum		感染症 鎮痛剤		
			Aconitum baicalense		駆虫剤 心臓病		
			Aconitum turcaaninovil	毒草の根	胃潰瘍 リンパ腺炎		
9	GASDUR	38% /176	Bergenia crassifolia	稀草の根	感染熱 肺炎 風邪	甘味 清涼 冷・乾	5.1%
			Polygonum bistorta	稀草の茎	浮腫 下肢疼痛		
			Rhodiola krylovii		アレルギー 疾患		
10	DAG SHA	42% /166	Betula microphylla	灌木の葉	胸痛 骨折 利尿	甘辛味 冷・鈍	4.8%

(表5−1　モンゴルにおける主要な生薬)

恵まれず、貧困率は60％にも達するという。識字率は男性38％、女性にいたってはわずか13％という低さである。

医療費の対ＧＤＰ比は３・８％と、中国全土の平均をやや下まわる程度だが、一人あたりの医療費は１００米ドルにも達しない。近代的な病院を有する都市部を除いて、人々の大半は中国医学に依存している。

チベットは17世紀以来、法王ダライ・ラマの支配する独立国であったが、１９５１年から中国領に併合されている。ダライ・ラマ14世はインドのダラムサラへ亡命し、代々チベット医学を担ってきたラマ僧や医学校の多くも、退去を余儀なくされた。

こうしてチベット医学は、皮肉にもその本場で衰退に向かった。ラサでのチベット医学復興は、実に91年まで待たねばならなかった。

絵解きされた医学書「タンカ」

17世紀頃から、チベットでは「タンカ」と呼ばれる掛け図を使って、『四部医典』の内容を文字の読めない人々にもわかりやすく解説する試みがなされてきた。青海省西寧のタール（塔爾）寺が所蔵する大タンカは、とくに有名である。同じく西寧には、長さ６１８ｍの世界最大のタンカ（写真５−１）が存在する。これはいまから20年ほど前、絵師４００人を動員して復元されたもので、2006年に開館した中国で唯一のチベット医学博物館「中国蔵医薬文化博物館」に展示されている。

全80編から成る「四部医典タンカ」は、「薬王および薬王城」の絵で始まる。これは原典の冒頭部分の記述に対応し、中央に鎮座する「薬王」メンギーラ、その周囲で薬王の説教に耳を傾ける神仏の姿をはなやかな色彩で描き出している。薬王城（無量宮とも）は種々の宝石や金銀でつくられ、四面に設けた門の外は、一面の薬草がひろがっている、多神教であるチベット仏教の特質を物語る一枚といえよう。

なお、タンカ全編は、イギリスの大英博物館や、日本のとやま健康パーク（富山県富山市）でも見ることができる。

西寧での「藏医学」復興

1970年代末から、中国国内でもようやくチベット医学復興に向けた動きがみられるようになった。その拠点は、診療・研究・医薬生産・教育を一体的に行う西寧の「アルラチベット医学センター」である。

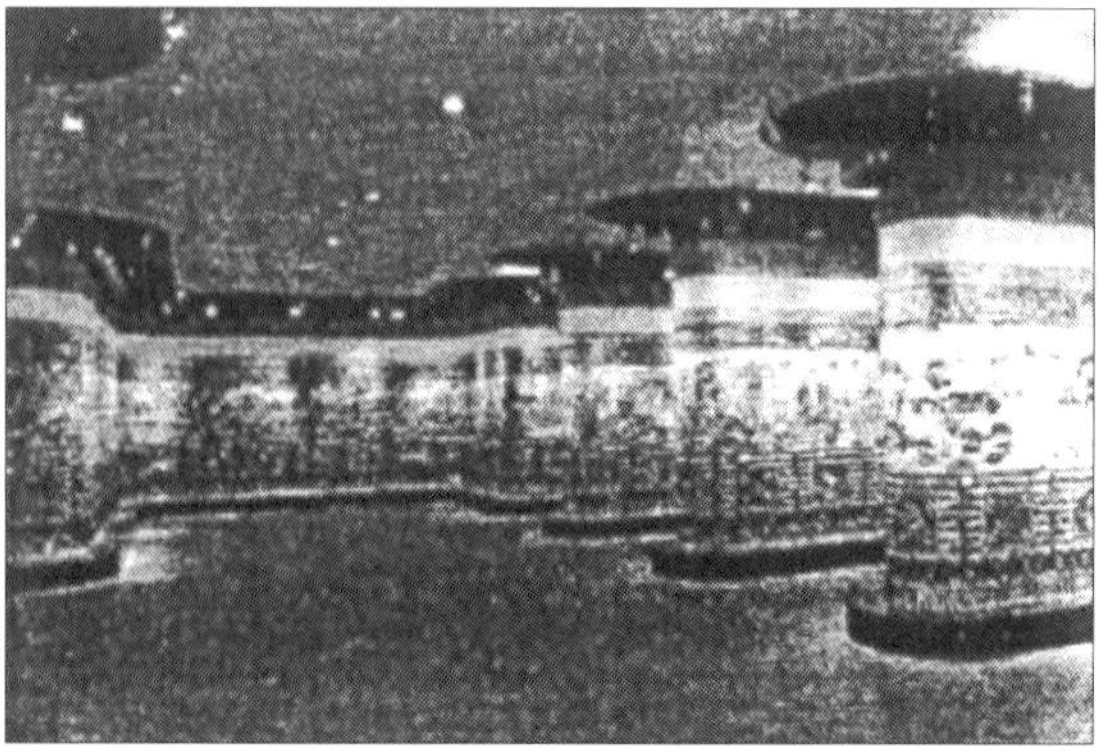

（写真5－1　世界最大級のチベット医学タンカ・展示）

センターの診療活動を担うのは、83年に開設された青海省藏医院である。心臓血管疾患・神経疾患・消化器疾患・リウマチ性関節炎・皮膚疾患・婦人病といった専門診療科を擁する同医院では、１００種以上のチベット医薬をベースに、抗生物質など西洋近代医薬も補助的に処方している。

センターの教育部門・青海大学藏医学院は、博士課程までカバーする高等教育機関で、51年来当局の規制を受けてきた「藏医学」の人材育成による再建を目指している。

７階建ての別棟には、近代的な装備を備えた医薬浴センターが併設されている。ヒマラヤの高山植物のエキスを抽出した薬液は、とくにリウマチ性関節炎の治療に効果があるそうだ。

センターはさらに、大規模な製薬工場を擁している。ここでチベット医薬の大量生産を行い、中国国内はもとより、米国などにも輸出しているという。

チベット医学のコスモロジー

チベット医学の世界観は、インドのアーユルヴェーダの影響を色濃くとどめたものである。万物の源を地・水・火・風・空の五大元素に求めつつ、人体はルンrLung（風に由来。サンスクリット語でvayu）、ティーパmKhris-pa（火に由来。同pitta）のペーケンBad-kan（地・水に由来。同kaph）三大体液によって規定されると考える。各人の体質は、これら体液のいずれかが優勢な単独体質（ルン型／ティーパ型／ペーケン型）、体液2種が拮抗する混合体質（ルン＋ティーパ型／ルン＋ペーケン型／ティーパ＋ペーケン型）、そしてすべてが均等に混じり合う「ルン＋ティーパ＋ペーケン型」の計7タイプに分類される。これらの均衡の喪失が病気の真の原因であり、そして失われた均衡を回復することが、健康そのものの回復につながるという。

ルンの過剰（ルン病）は、老年期を中心に幅広い年代で認められ、全症例の半数を占める。骨や皮膚、心臓や大腸、それに耳の失調に関係し、早朝もしくは午後の時間帯、1年の中では夏に多く発生する。欲望や貪りの心に由来するとされ、肉体的には猫背で低体温、性格的には活動的、饒舌、移り気といった特徴をもつ。典型的な臨床所見として、寒気、震え、腰痛、関節痛、空腹時腹痛などが挙げられる。

一方、ティーパ病は全体の3割ほどで、とくに壮年期の患者が多い。真昼もしくは夜中、季節でいえば秋に頻発する。目や血管の失調に関係し、特徴的な症状としては頭痛、上半身の筋肉痛などが挙げられる。中肉中背、赤ら顔、高体温で、生活態度は情熱的かつ傲慢である。憎しみや怒りの心からくる病とされる。

最後に、ペーケン病は筋肉、骨髄や内臓、下半身、それに耳の失調に関係し、食欲減退、消化不良、嘔吐や倦怠感といった症状が現れる。乳幼児期に顕著に認められるほか、午前中や夕方、また春季に多く発生する。無知（無分別）の心に由来する病とされる。

インド・ダラムサラのメンツィーカン（医学・暦学研究所）に学び、日本人で唯一アムチ（チベット医学の施術者）の資格を得た小川康氏は、こうしたコスモロジカルな身体観に対し、独自の近代的解釈を加えている。すなわち、ルンがカルシウムと炭酸ガス、ティーパがナトリウムとケロライド、ペーケンがカリウムとマグネシウムにかかわっているとすれば、右の記述は充分説明可能だというのである。

チベットの医学思想は、純粋に比較文化的な観点からも興味深いものがある。体液と体質の関係については、各地域ごとにさまざまな伝統的説明がなされてきた（表5－2）が、これらの考え有には相違点以上に共通点が多く見いだされることに気がつく。

たとえば、ルン／ティーパ／ペーケ

チベット医学	ルンrLung	ティーパmKhris-pa	ペーケンBad-kan	ティーパ+ペーケン
アーユルウェーダ	Vatta風気	Pitta火木	Kapha水土	Pitta-Kapha火水
漢方	気	血	水	瘀血　水毒
古代ギリシア／ユナニ医学	黒胆汁質 Melancholic	黄胆汁質Choleric	粘液質 Phlegmatic	血液質Sanguine
韓医学	太陽人	少陽人	太陰人	少陰人

（表5－2　伝統医学における体液と体質の相関）　（広瀬輝夫作成）

脈の五要素	木	火	地(土)	金	水
五仏	不空成就	阿弥陀	宝生	毘盧遮那	阿閦
五大	風	火	地	空	水
生命エネルギー	息	体熱	肉	意識	血
五蘊	行	想	受	識	色
身色	緑	赤	黄	白(青)	青(白)
季節	春	夏	—	秋	冬
五臓器	肝臓	心臓	脾臓	肺臓	腎臓
腑	胆	小腸	胃	大腸	膀胱
チャクラ	会陰	喉	臍	頭	心臓
方向	東	南	中央	西	北
三毒	ルン	ティーパ	ペーケン	—	ペーケン
三体液	風	胆汁	粘液	—	粘液

（表5－3　チベット医学色体表）（上田至宏「秘境に医療の源流を訪ねて」をもとに作成）

ンの三分法は、漢方医学の「気／血／水」に対応していると解釈できよう。これら3つの類型に混合体質のティーパ＋ペーケン型を加えれば、古代ギリシア医学またユナニ医学の「黒胆汁質／黄胆汁質／粘液質／血液質」、あるいは韓医学の「太陽人／少陽人／太陰人／少陰人」との、洋の東西を股にかけた比較の道もひらけてくる。

さらにチベット医学は、木・火・土・金・水を世界の根源に想定する、古代中国以来の五行説の文脈で捉え直すことも可能だろう（表5-3）。

味覚に基づく食の6つのカテゴリー

チベット医学の聖典『四部医典』の根底を流れているのは、「天人合一」の思想である。人間のさまざまな営為は自然に従い、天道に合致したものでなければならない。症状な無理に表面的に抑えるよりは、むしろ一つの生理現象として受け入れ、自然の本質に順応することこそ、長寿と健康の秘訣であるとする。

こうした基本哲学にくわえ、チベット医学に特有の色彩をあたえているのが、その食生活のノウハウである。

ここでは食が、素材や調理法ではなく、「味」によって分類される。甘味・酸味・塩味・辛味・苦味・渋味という6つのカテゴリーは、それぞれ五大元素に関係し、その効力を含んでいるとみなされる。したがって、これらをバランスよく、季節に合わせて摂取することが、チベット式食餌療法の要諦である。

冬季の前半（10～11月）ならびに後半（12～1月）は、体内の代謝が活発化する時期に相当し、甘味・酸味・塩味・辛味をもった食物が望ましい。具体的には、牛肉や羊肉のスープ、また「ギイ」と呼ばれるチベット風バターの摂取を心がけるとよい。

春（2～3月）は、胃腸の働きが弱くなる季節である。意識的に辛味・苦味・渋味を体内に摂取し、さらに裸麦や蜂蜜、白湯、生姜湯などをとる必要がある。食生活以外の面では、戸外に積極的に足を伸ばして、散策などをするとよいだろう（生活療法→後述）。

暑季（4～5月）は、体力の消耗を避けるため、極力風通しのよい室内に身を置き、あっさりした食事、とくに新鮮な野菜類を食すべきである。脂っこいもの、熱いもの、また酸味・塩味・辛味をもった食事は口にしないこと。

蒸し暑い夏季（6～7月）の食卓には、甘味・酸味・塩味・辛味のどれもが適する、栄養豊かな食物をとり、あわせて身体を冷やしすぎぬよう、体温保持に気を配ること。

秋季（8～9月）は、紫外線対策として、甘味・苦味・渋味の摂取が重要になる。居室には香水を撒き、衣服には白壇《びゃくだん》、石斛《せっこく》その他の香料をつけるとよい。

なお、食物が味で分けられるのに対して、飲み水はその「出所」によって、雨水・雪水・河水・泉水・井戸水・塩水・森林水に区分される。これら7種類の中で雨水はもっとも上位に置かれ、人体に無害、かつ失神、疲労、発熱や中毒症状に効果が高いとされている。

こうした食事法は一面において、ヒマラヤ山麓地方の厳しい環境に適応するための「生活の知恵」ともみなせよう。それはまた、栄養価の高い肉の摂取を奨励する点で、アーユルヴェーダなどにみられる菜食主義とは一線を画するものである。

診断と治療の基本

診断の位置づけについては、『四部医典タンカ』の「3　病気の診断」の中で簡潔に図示されている（図5―2）。問診・触診（脈診）・望診が診断の基本で、望診はさらに「尿診」と「舌診」に分けられる。ここでは脈診および尿診について、手短に概観しておこう。

チベット医学における脈診は、単に臨床的な用途にとどまらず、家族の健康から勝負事、事業の成否、財運、鬼神や悪魔の祟

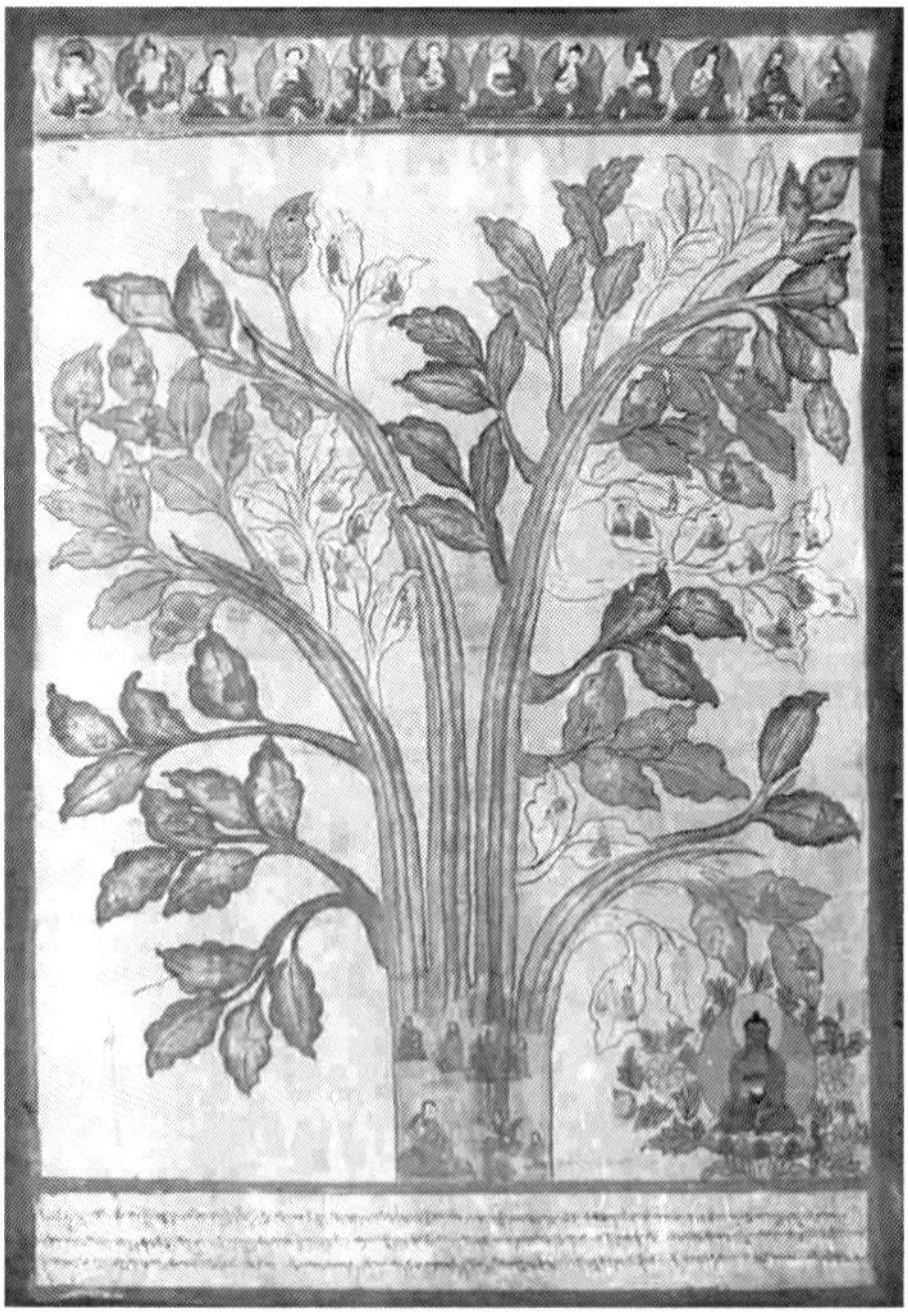

（図5―2　疾病の診断の木、『四部医典タンカ』より「3　病気の診断」幹が3本に分かれている。左から望診・触診・問診を指す）

りまで取り扱う、きわめて範囲の広い「占い」である。医師が脈をとるにあたっては、人差し指・中指・薬指を患者の左右両手の撓骨動脈にあてがい（それぞれの指先があたる場所を「寸口」「関上」「尺中」と呼ぶ）、指先で触知した経絡の虚実をもとに、各臓器の置かれた状況を探る。寸口・関上・尺中と臓器との対応関係は、中医学の場合とはまた微妙に異なっている（表5−4）。

尿診もやはり「占い」的性格をもつ一方で、独特の理論体系に基づく臨床的な診断基準を設定している。そこで参照されるのは、ルン／ティーパ／ペーケンの三分法である。

それによれば、正常な尿は淡黄色で、沈殿や浮遊物がなく、泡沫も一様なのに対し、ルン病の尿は「煮詰まった野菜スープ」状で、色も青黒い。また、ティーパ病の尿は大黄を浸したような濃い黄色であり、ペーケン病の尿は「ヨーグルトのような」白い色だという。

チベット医学の治療法は、上述の食事療法にくわえて、生活療法、外的治療、薬物療法（薬方）の４本の柱から成る。

チベット医学における指と臓器の対応

患者の左手		医師の指	患者の右手	
大腸	肺	人差し指（患者＝女性）	心	小腸
小腸	心	人差し指（患者＝男性）	肺	大腸
胃	脾	中指	肝	胆
生殖器	左腎	薬指	右腎	膀胱

中医学における指と臓器の対応

患者の左手		医師の指	患者の右手	
小腸	心	人差し指	肺	大腸
胆	肝	中指	脾	胃
膀胱	腎	薬指	心包	三焦

（表5−4　チベット医学と中医学における脈診の相違）　（広瀬輝夫作成）

生活療法については、前項で軽く触れたが、基本的に各自の体質に合わせた生活習慣の選択が重要である。たとえば、ルン病の患者には暖をとってくつろぐこと、ティーパ病の患者には水辺など涼しい場所で骨を休めること、ペーケン病の患者には適度な運動や日光浴が推奨される、といった具合である。

外的治療には、オイルマッサージ・催吐・浣腸・瀉血など、アーユルヴェーダにも通じる要素が含まれているが、鍼灸はむしろ中医学との関連を窺わせる。「タンカ73」はチベット式の鍼灸術を図解したもので、火灸と穿刺の部位を表わす（図４）。

薬方については、前号でモンゴルにおける処方を紹介したので、若干重複する面もあるが、改めて一般的な説明を加えよう。

チベット医学で用いられる生薬は膨大な種類にのぼる。中心的な地位を占めるのは、植物から採取した物質である。その中には紅花や柘榴等、さらに附子《ぶし》（トリカブト）、馬銭子《まちんし》といった毒性の強い物質も含まれる自また、鉱物性（石膏、炭酸カルシウム、硝石、水銀、砒素、金銀宝石など）や動物性（蟹の甲羅など）の生薬も盛んに利用されている。

実際の投与に際しては、これら生薬の粉末をいくつか混ぜ合わせて丸薬をつくり、服用させる。「レンチンマンジュル」なる製剤は、実に１６０にも及ぶ原料を含んでいる。いずれも、上述のギイとともに飲むことで、効果がさらに高まるという。

中国における「藏医学」の研究・教育・実践を担うアルラチベット医学センター（前号参照）

の艾措千《アイサキンチュン》理事長は、彼らがもっとも効果的とみなす生薬7種を数え上げている（表5−5）。

まとめ

今回、ネパールの医療事情の視察によって、筆者の訪問先は世界１３６カ国に達した。これまでに地球上の国々の約３分の２に足を運んだ計算になる。ことに筆者にとって大きな成果となったのは、これによって東洋の民族医療の現状をほぼくまなく踏査しえたことである。

チベット医学は、東洋の伝統医療としてはアーユルヴェーダ、中医学について多くの民衆を裨益してきたが、その現況に接して、われらが漢方医学のよさを再認識できたように

生薬名	効用	備考
1. ヤンチェン丸	身体の補益 老化予防 記憶力増進 知能指数向上	
2. 五味雪蛙散	精気養成 気補益 腎蔵機能補佐 陽気強化	
3. バセンバター丸	保養 老化予防 身体均衡 疾病予防 老衰予防	
4. 四甘露	常緑補壽薬	成分／シュッパ　カンパ　レコウトケン　痲黄
5. 五精華	筋肉補強 骨格補強 精気補給 栄養補給	成分／岩精膏寒水石　紅砂花　蜂蜜　バター
6. 七十味珍玉丸	抗脂血剤 （心臓病・高血圧・脳溢血の治療薬）	成分／金・銀・宝石などの珍宝類
7. レンチンマンジュル	滋養強壮　肝臓補益　胃の保養	成分／160種類以上の素材

（表5−5　チベット医学に用いられる生薬）
（艾措千・アルラチベット医学センター理事長の記述をもとに作成）

思う。

曲直瀬道三《まなせどうさん》らの手で16世紀にようやく整備された日本の「漢方」医学は、仮に歴史の深さという点では見劣りするにせよ、爾後わが国独自の研究を積み重ね、蘭学からの影響も受けつつ、近代西洋医学とも通約可能な一代医学体系へと発展を遂げた。

その点、チベット医学はとうだろうか。

確かに『四部医典タンカ』は、17世紀以降、今日にいたるまで（再）創造され、長きにわたって生命を保ちつづけた医学テキストだが、惜しむらくは、古代の世界観や宗教の残滓、あるいは単なる迷信を払拭できていない。その食餌療法や生活療法、そしてその背後に控える倫理思想には学ぶべき部分も多々あるが、少なくとも臨床医学としてみた場合、限界があることも否定できない。とくにその診断法は、有り体にいって原始的段階にとどまっている。近代的な診断法および疾病分類を導入しないかぎり、西洋医療との融合は困難であろう。

とはいえ、チベット医学の中には、医学のさらなる発展へ向けた「萌芽」がある。

東洋の伝統医療全般にいえることだが、ここでは心身を一体的に捉え、患者本位の「個別化された医療」が行われている。それは個々の臓器ないし精神それ自体を治療の対象とする西洋医学の欠点を補いうるものではないだろうか。さらに、チベット医学で取り扱われる生薬の中には、さまざまな未知の効能をもった物質が眠っていると推測できる。

いわゆる不定愁訴や慢性胃腸炎、アレルギー性疾患、婦人病の治療には効果が期待できるほか、病を「未病」の段階で食い止める予防医療、さらには終末期の緩和医療にはうってつけかと思われる。

こうした、いわばベールに包まれた分野に近代薬理学の光を当て、実態と機序の解明、有効成分の抽出分離といった作業を進めていく必要がある。インドやチベット、中国で現になされているそうした努力への、日本の優秀な研究者の参画が望まれるところである。

治療上の可能性が見込まれる分野は、薬方だけにとどまらない。その食餌療法、生活療法は生活習慣病対策や肝・腎機能の改善に対し、その外的療法は疼痛緩和や身体機能の活性化に対し、一定の効果が期待できよう。

いずれにせよ、こうした「期待」はエビデンスに保証されねばならず、仮にもＥＢＭを名乗る以上、少なくとも半数前後の症例で、医学的指標による症状改善の確認が必要である。それはたとえば、血液像、血糖値、乳酸値、血色素量、尿酸値といった指標であろうし、あるいはＣＤ８、ＬＤＨ、ＴＳＨ、ＡＬＴ、ＡＳＯ、ＣＲＰ、ＲＡ因子、ＣＥＡ等々でもあろう。さらにはまた、血圧計、心電図、レ線検査、超音波検査、ＣＴ、ＭＲＩ、ＰＥＴの活用もありうるだろう。もっともこの場合、ランダム化比較試験（ＲＣＴ）に代表される「介入研究」の実施は難しいから、ケースコントロールやコホート研究といった「観察調査」を地道に積み重ねていくしかあるまい。

一般に東洋医学においては、現代的感覚からすると理解に苦しむ点も散見される。臨床上明らかな効果には科学的検証を施し、その根拠を究明して、長所を積極的に取り入れること。同じく科学的基準に基づき、不必要・不適切な診療は断固排除すること。国民の健康と福祉を増進し、医療介護費の適正化に寄与する「融合医療」の推進には不可欠の前提と信じる。

第6章　日本独自の民族医療と近代医療の融合を

日本の漢方医療の診断法

日本独自の漢方医療は16世紀半ばに曲直瀬道三により明より導入されて以来450年以上に及んでいる。それは「傷寒論」に基づいており、現在に至るまで診断・治療法の変化はあまり見られない。唐代からの世界観に基づいているので、近代の知識では納得し難い点も多い。しかし、近代西洋医療が心身二元論を基に精神疾患以外の大半の疾患で臓器別の診断を行っているのと異なり、漢方は心身一体を旨に全身的症状に重きを置き、疾病の種類にこだわらず病状から診断する。これは他の東洋医療と共通しており、心身状態について発病前の「未病」と発病後の「已病」とに分類する。

発病後は全身の症状から疾病の進行状態を鑑別し、発病して症状が頂点を経て回復に向かう過程を「太陽」「陽明」「少陽」の「陽」、悪化して体力が衰える死の直前までを「太陰」「少陰」「厥陰」の「陰」に分類する。さらに病変進行を陰陽の質により6病位（寒・熱、虚・実、表・裏）に分け、「気」「血」「水」を病状変化の「証」として使用し、臓器の機能状態で病名を決める。

病名の例としては「心陽虚」「心陰虚」「胃陽虚」「胃陰虚」などがある。寒熱では、熱証は寒よりも熱の症候が強い場合で、例えば「三陽病」が該当する。寒証はその逆で、全体として寒の症候が勝っている場合である。虚は「うつろ」の虚脱状態で「陰」に当たり、実は「満つる」

で活力に満ち「陽」に当たる。「表」は皮膚、筋肉など体表に近い部分の疾病で、「裏」は五臓六腑の内臓の疾病とされる。

「気」は生命力と精神力で、古代ギリシャ医学の「プネウマ（πνεύμα）」に当たる能動態であり、気が停滞すると精神疾患が起こる。「血」は血液を意味するが、すべての体液と臓器を含めて静止している状態である。気と血が均衡している場合は健康が保たれ元気であるが両者の運行が不順の場合は病気が起こるとされる。血がうっ滞すると「瘀血（古血）」と呼ばれ、鼻血、吐血、下血などの出血や、月経不順、不正出血などの「血の道」の異常や痔核なども含まれており、漢方独特の表現である。「水」は「津液」とも呼ばれ、流動体で体内水分の代謝（分泌、排泄）の障害を総括する概念であるが、疾病への抵抗力や免疫反応も含まれる。漢方で「水毒」と呼ばれる症状では、浮腫、冷え、動悸、息切れ、口渇などが起こるという。

症状の診断には四診（望・聞・問・切）が使用される。病人の証により病態を判断し漢方薬を処方しているが、近代科学的には根拠に乏しいので、西洋医療の診断法と融合するのは難しい（図6-1）。

「望診」では、近代医療で原因不明とされている全身状態である「不定愁訴」の火照りや寒気、また冷えやすさ、気だるさ、熱っぽさなど自律神経の失調から来る内分泌異常が原因と思われる「未病」を診断したり、顔面や四肢筋肉の痙攣や震顫、皮膚の発疹、貧血、黄疸、歩行困難などの身体機能障害など既に発症している「已病」や、五苦（喜・怒・哀・楽・苦）や無気力などの気の動きを観察して精神状態を診断したりすることが可能である。

また「舌診」および「臭診」（聞診に分類されることが多い）も含まれるので、舌診により舌苔の状態で胃腸疾患を診断し、臭診で口臭、体臭や汗、膿汁、屎尿など排泄物の臭いを鑑別して糖尿病、尿毒症、消化器疾患の診断をすることができる。しかし、診断には陰陽五行説の五臓、五色、五味なども使用されるため、納得のできる説明は難しい。

陰陽主運説の天体運行による木・火・土・金・水と、五臓、五味を組み合わせた陰陽五行図により、相生、相克作用に重きを置いて疾病の証および方剤の処方も決定している（図6-2）。

「聞診」は吐息、喘鳴、蠕動などを聴診するものであるが、聴診器や超音波などが使用されないので診断能力は限定されており、近代医療で使用されている機器を採用する必要がある。

「問診」では患者の症状や現病歴および既往症について長時間にわたり詳細に質問する。漢方による診療の根幹であり、患

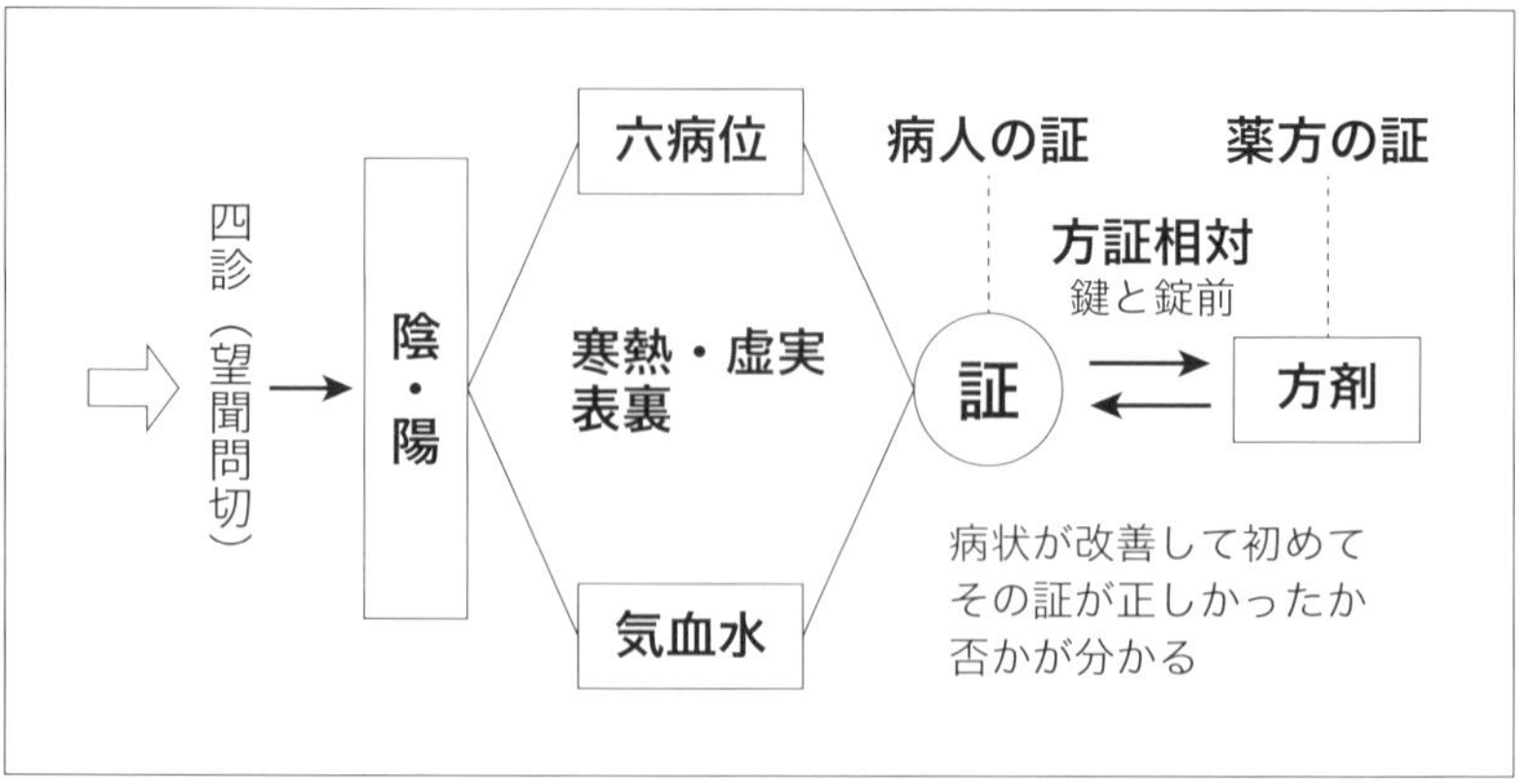

（図6－1　漢方医学的病態）　　（寺沢捷年：入門漢方医学より一部改訂）

者の満足度も高く、重要である。現代の医師はこれを疎かにし、コンピューターに現れる臨床検査結果のみに依存して診断し、患者の訴えを聞かないことが大半であるので、学ぶべき点である。

「切診」には脈診と腹診が含まれる。「脈診」では左右の撓骨動脈の脈拍を三本の指を使用して診察する（図6-3）。収縮期圧の中心血圧測定による心拍出力や拡張期圧の末梢抵抗圧の判定には優れているがその訓練には約5000回の経験が必要とされるものの、正確度は3分の1にすぎないといわれるので、血圧計を高血圧・低血圧の診断に、心電図や電気生理検査を不整脈の種類の診断に活用するべきで

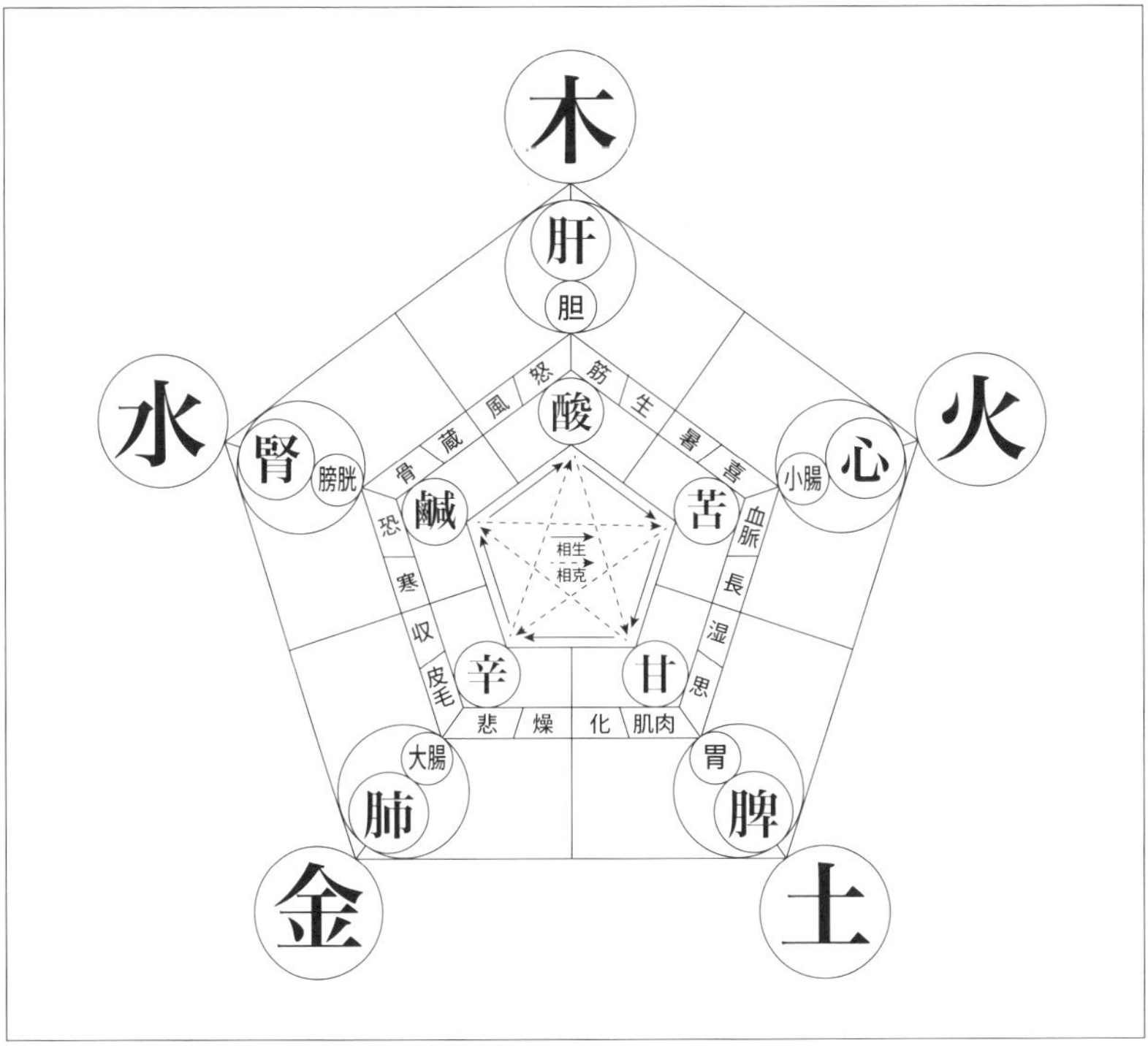

（図6−2　陰陽五行図）

ある。

「腹診」は胸部および腹部の触診であり、肝、心、脾、肺、腎の5領域と上焦、中焦、下焦の3領域に分割されている（図6－4）。しかし、解剖学的には位置が異なっており、また消化管の胃、小腸、大腸などが無視されているので、正確を期すには単純・造影X線検査、超音波診断CT、MRI、PETなどを使用する必要がある。

漢方と西洋医学の診断を融合するに当たって、気は外傷や感染症どの環境要因および精神力と、血は遺伝要因および体力や体質と、水は抵抗力や免疫反応と、それぞれ関連があると考えられる。未病は定愁訴や感冒、神経不安など近代医療では診断や治療が困難な病態あり、陽は交感神経の亢進、陰は迷走神経の亢進と見なすのが妥当である。証は漢方独特の症状の回復や悪化を判断するもので、診断上では捨てがたい。已病では近代医療の診断名を使用することにより分子標的薬品と漢方薬の併用が容易となる（図6－5）。

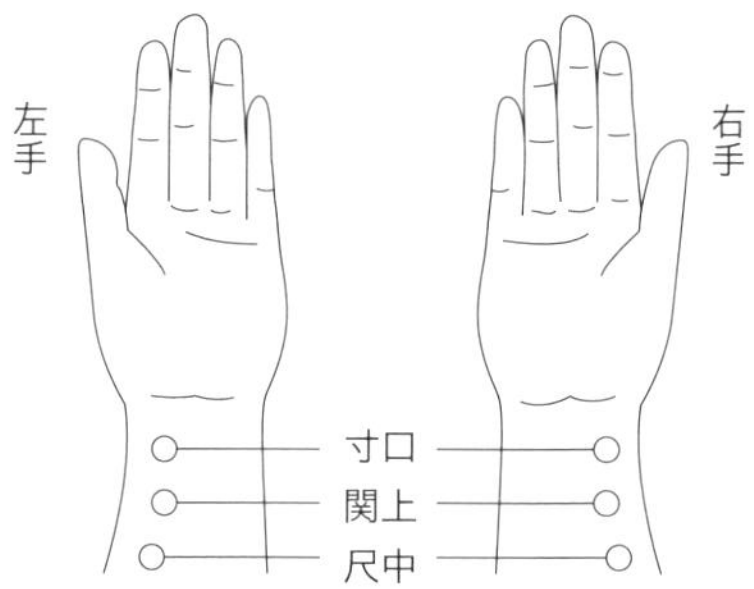

		左	右
寸口	浮	小腸	大腸
	沈	心	肺
関上	浮	胆	胃
	沈	肝	脾
尺中	浮	膀胱	三焦
	沈	腎	心包

（図6－3　左右脈診の分類）

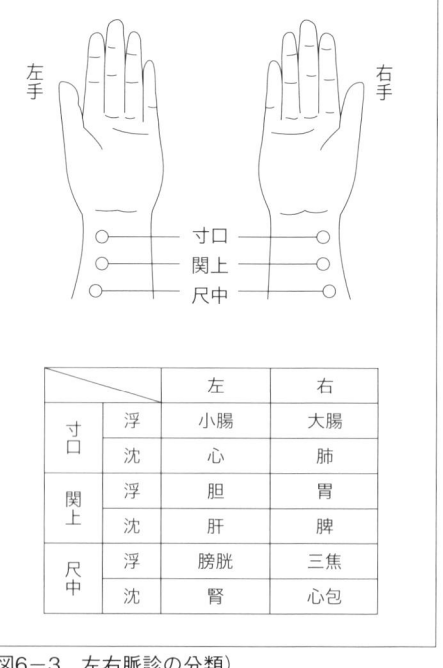

漢方生薬による治療法

漢方薬は「方剤」とも呼ばれ、東洋医療に共通の「医食同源」の思想から、食品と共通の生薬も多い。食品の温寒の種類とともに証を保有し、病状の証に合わせて処方するので「方証相対」といわれる。処方後に症状が改善すれば証の診断が正しかったことが判明し、合致しなければ変更する。すなわち「方剤」は数種類の複合薬であるため生薬の効力を相乗・相克作用によって増強したり中和したりして調整できるので、病態に対応して処方の組み合わせや種類を変更することも普通である。

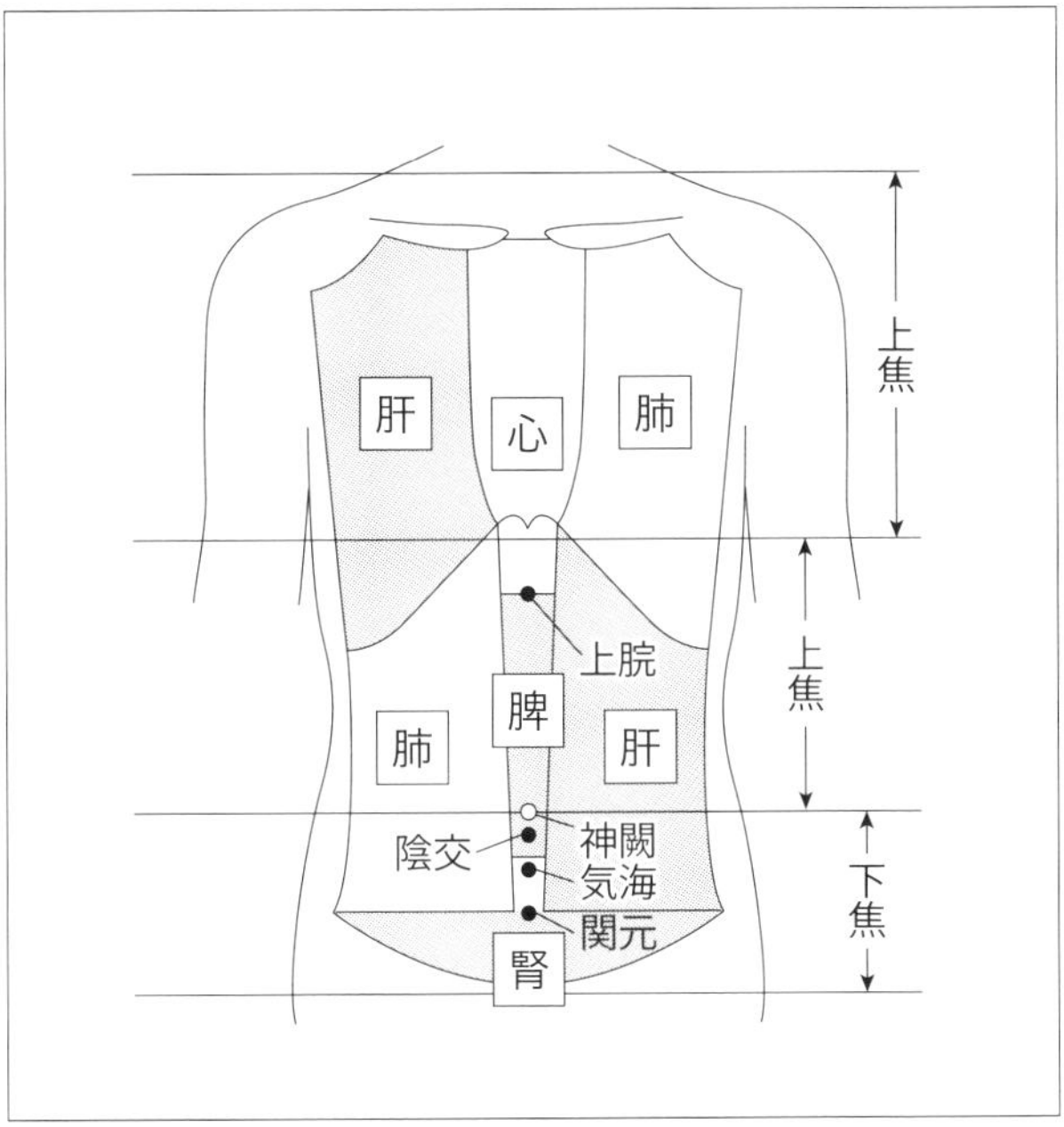

（図6－4　上焦、中焦、下焦3領域と、肝、心、脾、肺、腎の腹部5領域）

漢方薬で効果があるとされるのは現在約２３０種類であるが、そのなかで頻繁に使用され、その作用機序が比較的明らかな生薬を挙げると、約50種である。大半は消炎剤、消化剤、利尿剤、解熱剤、鎮咳剤、鎮痛剤、収斂剤、鎮静剤であり、抗菌剤、抗がん剤として使用されているものは少ない。効果が高い疾患には、近代医療の薬品では治療法がないとされる不定愁訴などがある。炎症性疾患、自己免疫疾患、アレルギー性疾患には、最近、有効な分子標的薬が登場しているが、副作用が強いうえに高価である。しかし、漢方薬は免疫力を強化し副作用が少ないうえ、安価なので推奨できる。また、化学療法や放射線治療の副作用である血球・血小板減少には有効なバイオ医薬品があるが、倦怠感、悪心、嘔吐の治療には漢方薬が使用で

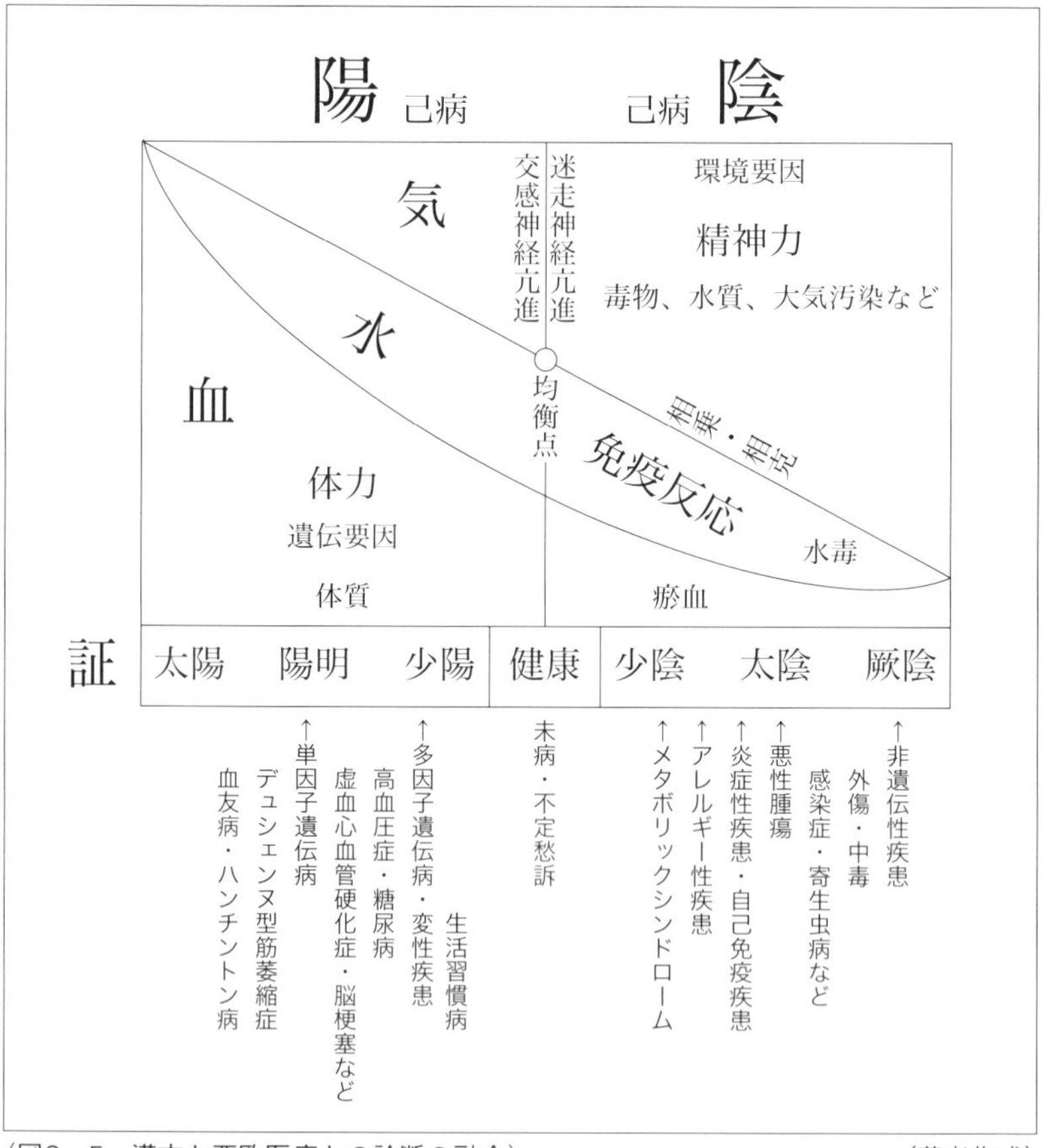

（図6－5　漢方と西欧医療との診断の融合）　（著者作成）

き、末期がん患者に対する化学療法による短期の不必要・高価な延命治療に代わる緩和療法での、精神安定および疼痛治療にも効果を発揮する。

がんの発生や進展には免疫力が関係していることが10年ほど前から強調され、がんワクチン療法や免疫力改善が施行され始めている。漢方薬では免疫力や気力の増強ができるので症状や腫瘍マーカーの改善がみられ、特に「冬虫夏草」による症状の改善や腫瘍の縮小ないし消失の報告もある。

感染症に対しては、寄生虫駆除薬や殺菌剤など種々の漢方薬があるが、その抗菌性、殺菌性は抗生物質に比較して少なく、近代薬のほうが有効なものが多い。有効成分を分析し新薬を作製するのでなければ、現在では近代薬に匹敵する漢方薬は少ない。

精神疾患に対しては精神向上剤、鎮静剤、睡眠剤の過剰投与により、時には症状悪化がみられる場合もあり、漢方薬によって精神安定、記憶力や幻覚症状などの改善がみられることもある。ことにレビー小体型認知症の視性幻覚に対して「抑肝散」は特効薬とされ、アルツハイマー型認知症の記憶力改善に対してはアリセプトの代わりに「銀杏の葉」、うつ病には抗うつ剤としてプロザックに対し「オトギリ草」などの生薬の効果が認められる（表6-1）。

近代医療でも個々の病状に適応した医療（テーラーメード医療）が最近になって提唱され始めたが、漢方では古来、病状に応じて「方剤」が活用されている。

座禅は鎌倉時代に禅僧により導入され普及した。その瞑想法は精神の安定に効果がみられ、精

生薬名	価値／質	使用部	成分	使用量	作用	含有漢方薬名
①烏梅(ウバイ)	中品／温	果実	クエン酸(梅)	1-3mg	収斂／駆虫	当帰連翹湯／烏梅丸
②黄耆(オウギ)	上品／温	根茎	ブドウ糖／ショ糖	2-6mg	利尿／止汗	十全大補湯／帰脾湯
③黄芩(オウゴン)	中品／寒	根茎	バイカリン	1-6mg	解熱／消炎	柴胡桂枝湯／柴胡湯
④黄柏(オウバク)	上品／寒	樹皮	ベルベリン	1-3mg	収斂／消炎	十味敗毒湯／黄柏エキス
⑤黄連(オウレン)	上品／寒	根	ベルベリン	1.5-3mg	精神安定／健胃	清上防風湯／黄連解毒湯
⑥瓜子(カシ)	上品／微寒	種子	アントラキノン(瓜)	10-15mg	緩下剤／利尿	瓜子仁湯／活血散疹湯
⑦葛根(カッコン)	中品／平	根	ダイドセン(葛)	3-8mg	鎮痛／解熱	葛根湯／麦門冬湯
⑧甘草(カンゾウ)	上品／平	根茎	グリチルリチン	1.5-8mg	鎮痛／緩和	六君子湯／小建中湯
⑨杏仁(キョウニン)	下品／温	果実	アンズ	3-4mg	鎮咳／健胃剤	杏仁水／神秘湯
⑩桔梗(キキョウ)	下品／微温	根茎	サポニン(桔梗)	–	去痰／排膿	五積散／防風通聖散
⑪枳実(キジツ)	上品／寒	果皮	ダイダイ(夏蜜柑)	2-3mg	苦味／健胃	五積散／柴胡別甲湯
⑫桂皮(ケイヒ)	上品／温	樹皮	タンニン(ニッケ)	2-4mg	寒気／のぼせ	桂枝葛根湯／安中散
⑬牽牛子(ケンゴシ)	下品／熱	種	フアルビチン(朝顔)	–	下痢	八味疝気方／妙功十一丸
⑭紅花(コウカ)	開宝／温	花弁	カルタミン(紅花)	10mg	腹痛／婦人病	葛根紅花湯／強神湯
⑮五味子(ゴミシ)	上品／温	果実	木蓮	2-3mg	鎮咳／収斂	厚朴麻黄湯／小青竜湯
⑯柴胡(サイコ)	上品／微寒	根茎	サイコサポニン	3-9mg	解熱／鎮痛	柴胡桂枝湯／小柴胡湯
⑰細辛(サイシン)	上品／温	根茎	メチルオイノール	2-3mg	鎮痛／鎮咳	当帰四逆湯／麻黄附子細辛湯
⑱山薬(サンヤク)	上品／平	根茎	アルギニン(山芋)	5-10mg	止渇／止瀉	八味地黄丸／七賢散
⑲山梔子(サンザシ)	中品／寒	果実	ゲニポサイド(梔子)	2-5mg	利尿／消炎	加味逍遥散／梔子豉湯
⑳山椒(サンショウ)	中品／温	果皮	サンシオール(山椒)	3-5mg	利尿／健胃	椒梅湯／大建中湯
㉑地黄(ジオウ)	上品／寒	根	マントニール	3-8mg	鎮痛／補血	十全大補湯／八味地黄丸
㉒芍薬(シャクヤク)	中品／微寒	根	ペオニフロリン(芍薬)	3-6mg	鎮痛／弛緩	十全大補湯／大柴胡湯
㉓白朮(ビャクジュツ)	上品／微温	根茎	オケラ	3-5mg	利尿／健胃	加味逍遥散／補中益気湯
㉔生姜(ショウキョウ)	中品／微温	根	ジンゲロン(生姜)	3-6mg	止吐／厥冷	柴胡桂枝湯／五積散
㉕升麻(ショウマ)	上品／微寒	葉	フエラサン	1-3mg	発汗／解熱	補中益気湯／乙字湯
㉖人参(ジンセン)	上品／温	根	サポニン(朝鮮人参)	2-8mg	健胃／強壮	甘草瀉心湯／桂枝人参湯
㉗川芎(センキュウ)	上品／温	茎	グニジリド	2-5mg	鎮静／補血	益気養栄湯／四物湯
㉘石榴皮(セキリュウヒ)	下品／温	樹皮	ベレチエリン	30-60mg	条虫駆除剤	石榴根湯／鶏母湯
㉙蘇子(ソシ)	中品／温	葉	バルミチン(紫蘇)	2-5mg	発汗／鎮静	杏蘇散／柴胡厚朴湯
㉚大黄(ダイオウ)	下品／寒	果実	アロエエモジン	1-6mg	消炎／下剤	大柴胡湯／桂枝加大黄湯
㉛大棗(ダイソウ)	上品／温	果実	ナツメ	3-5mg	利尿／緩和	葛根湯／柴胡桂枝湯
㉜釣藤鉤(チョウトウコウ)	下品／寒	小枝	ニコフェリン(藤)	10mg	鎮静／解熱	抑肝散／釣藤鉤
㉝当帰(トウキ)	中品／温	根	グスチライド	2-5mg	鎮痛／補血	十全大補湯／乙字湯
㉞薄荷(ハッカ)	唐木／涼	葉	メントール(薄荷)	5-8mg	清涼／健胃	防風通聖散／補肝剤
㉟半夏(ハンゲ)	下品／温	根茎	成分未詳	32mg	鎮吐／去痰	柴胡桂枝湯／小柴胡湯
㊱百合(ビャクオウ)	中品／平	根茎	山百合	–	消炎／鎮咳	百合固金湯／辛夷消肺湯
㊲附子(ブシ)	上品／熱	根	アコニチン(烏兜)	0.2-0.5mg	鎮痛／利尿	四逆湯／真武湯
㊳防風(ボウフウ)	上品／温	根	成分未詳	5-8mg	発汗／解熱	防風通聖散／十味敗毒散
㊴蒲公英(ホウコウエイ)	唐木／寒	根	タンポポ(蒲公英)	15-20mg	催乳／健胃	蒲公英湯

(表6−1　主要漢方生薬の成分・用途・効用)

神不安などの神経症やうつ病の治療にも利用価値があり、精神病治療に使用することが可能と思われる。

日本の漢方薬は、製造法の発達によりエキス、粉末剤、錠剤、カプセル剤で供給が可能であるが中国では数種の生薬を混合し、必要に応じて毎日煎じて患者に服用させており、日本の漢方薬と異なり用量や用法は明確でない。漢方薬が「神秘薬」の域から脱却するためには、日本では発達している薬力学、薬動学の分析により有効成分、有効量、極量を決定する必要がある。生薬成分の分析は進んではいるが、根拠に基づいた医療（ＥＢＭ＝evidence-based medicine）による効力の判定は不十分である。ランダム化比較試験（ＲＣＴ）による偽薬の選択は困難なので、症例管理研究によって有効な漢方薬を選択し、その効力を客観的な血液像、骨髄像、血清反応、免疫反応、腫瘍マーカーなどの改善により証明することが必要と思われる。

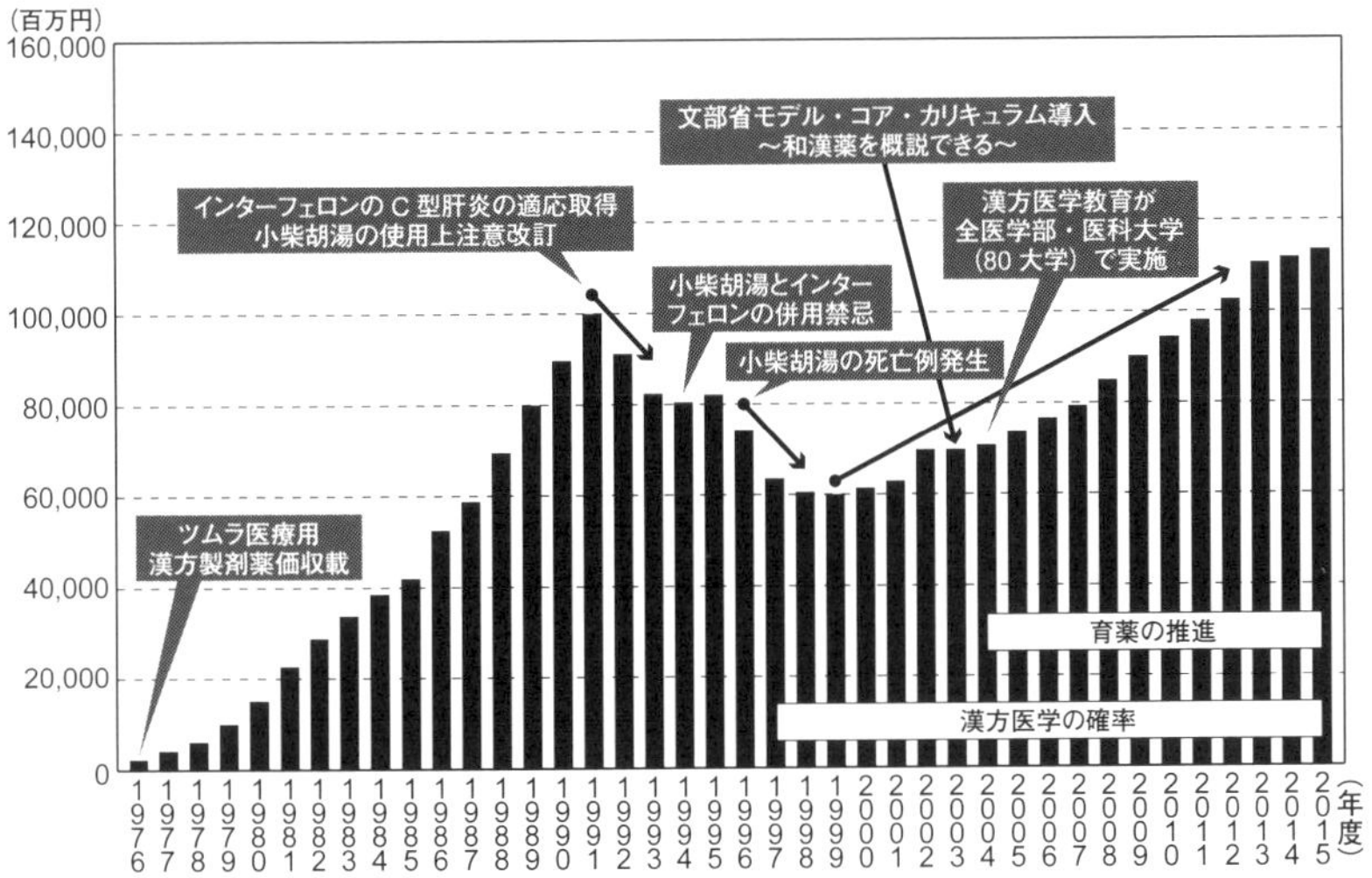

（図6－6　漢方製剤等の生産額の推移）　（日本漢方生薬製剤協会）

前述の通り、漢方薬原料の生薬の種類は２３０種類とされ、植物に由来するものは２１６種類で、大半は上薬とされる。動物性のものは11種類、鉱物性は3種類で、いずれも下薬とされてその種類も限られており、竜骨（マンモスの骨の化石）、牛の胆石、爬虫類（蛇、がま蛙）などがある。

麻黄は気管支喘息の特効薬とされ、柴胡湯の主成分であるが過剰投与の副作用により日米で死者が出て問題になった。エフェドリンを含むすべての製剤は、米国では禁止されている。附子（鳥兜）はアコニチンを含有するので猛毒ではあるが、極微量の０・５㎎以下は柴胡湯、四逆湯などに複合薬として用いられており、相克作用により毒性は緩和されている。漢方薬も生薬も、近代医療の薬剤との併用により、相乗作用で出血や血液凝固などの副作用が発現したり、相克作用で薬効が喪失したりする場合もあるので、その摂取をしている場合には医師に報告することが肝要である。

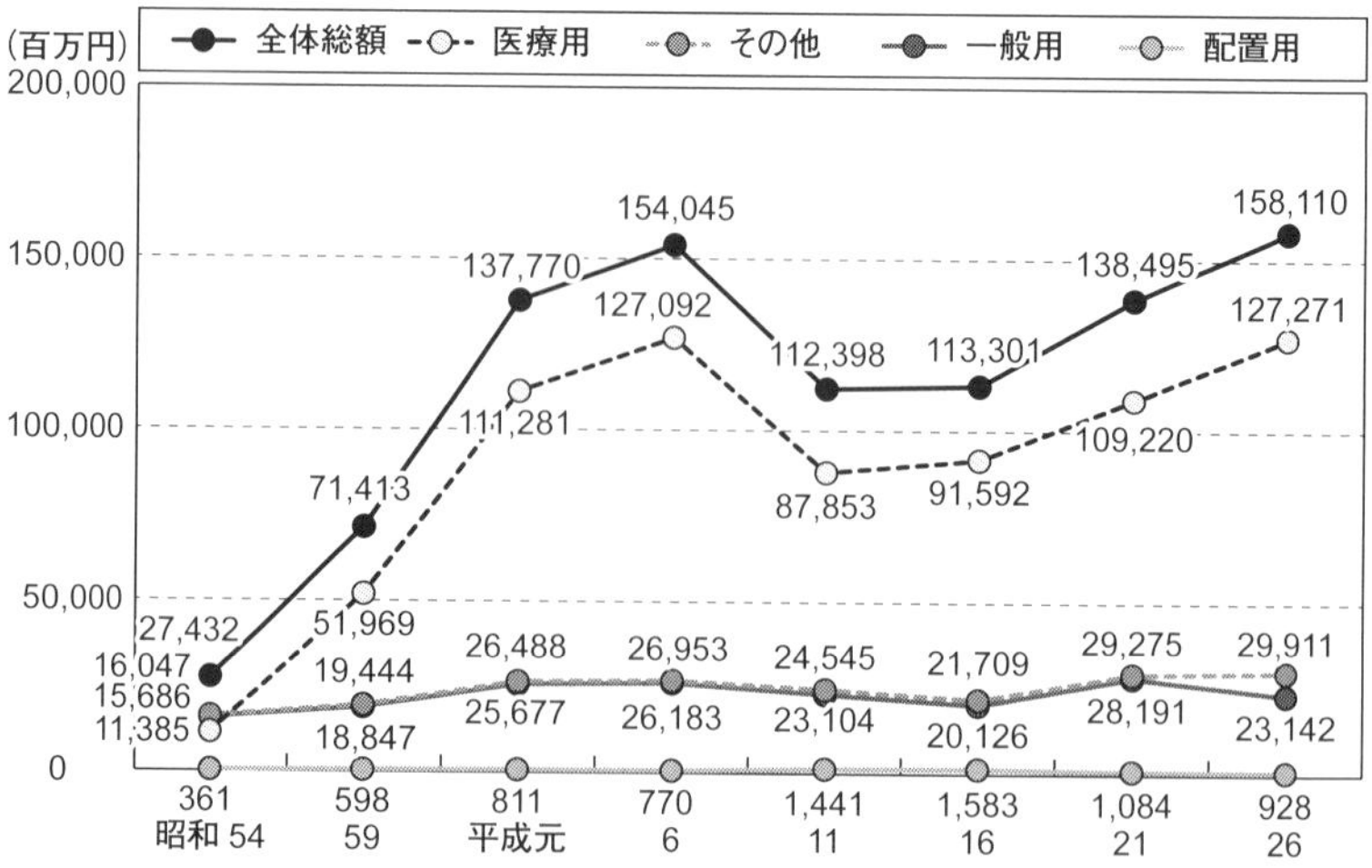

（図6−7　漢方製剤等の年次別生産金額の推移）

原料生薬の供給源をみると、国内産は14％にすぎず、中国産が59％で大半を占め、その他はインドネシア、マレーシア、フィリピン、ブラジルなど新興国からの輸入が27％である（図6-8）。主要生薬は80％を中国に依存している。

生薬は中国から年間約1万8000ｔを輸入している。価格は最近10年間に4倍に高騰しているので、価格規制がある医療用漢方薬は、製剤価格では最低10％は必要とされる利益幅が大幅に減少している。さらに95年から開催されている気候変動枠組条約締約国会議（COP）で生物資源確保のための多様性条約が締結され、生薬の供給国である中国をはじめとする発展途上国や新興国からの輸出制限と資源供給に対する販売額の10％の見返り金の要求が認められると、その支払いのため生薬の原価は10倍にまで増大するとされ、経営上からも原料の生薬の確保が困難になるのは明らかである。現在の国内生産量を50％に増加させることが急務であると

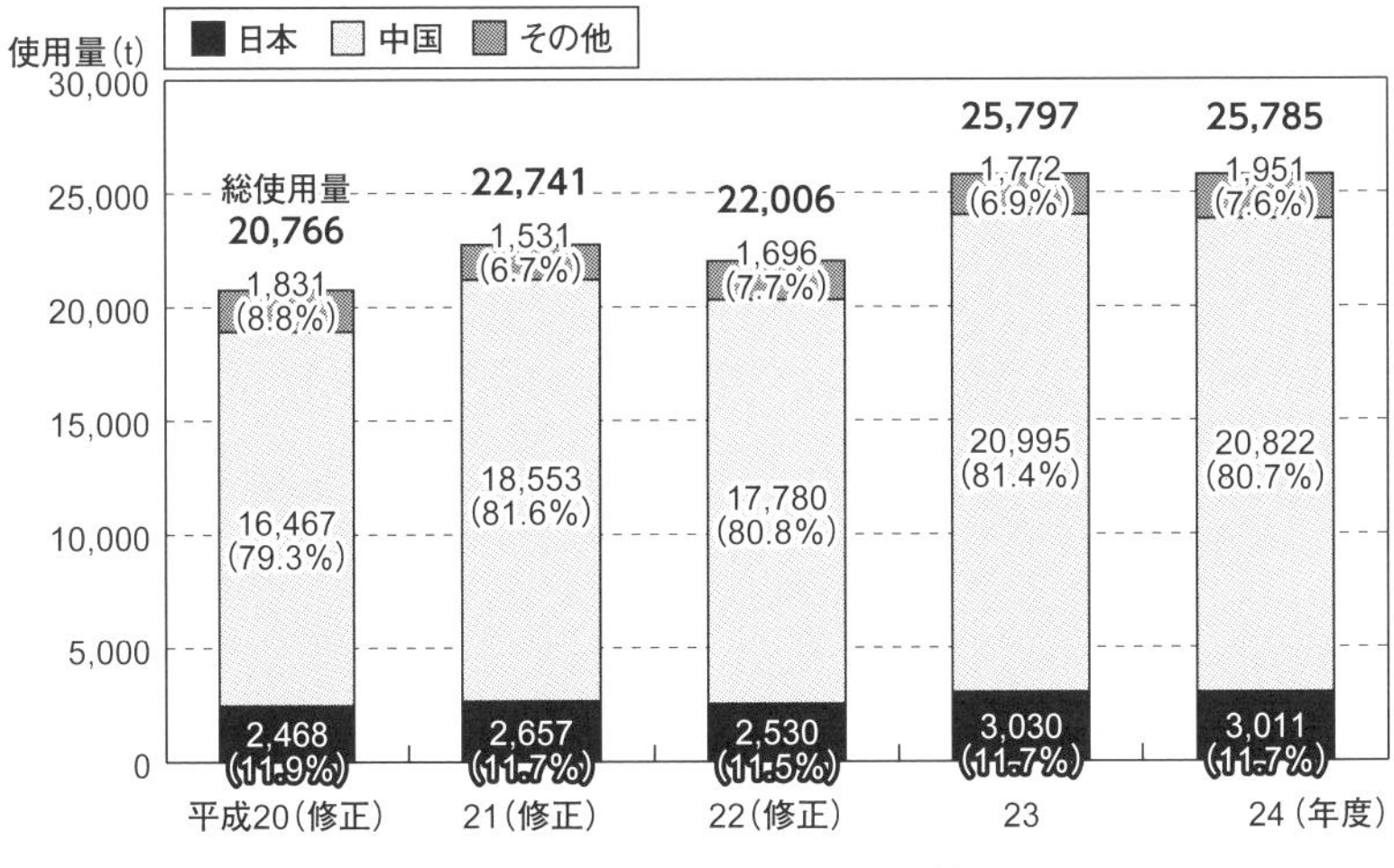

（図6－8　原料生薬の使用量と生産国（平成20 ～ 24年度））

されている。

わが国原生・原産の野菜や草木の使用、国内の放棄農地の利用やタバコ栽培地の転用および新栽培地の開拓による産地振興や植物工場の建設、バイオ技術による成長促進で栽培・製薬に努力しても、その達成には10年を要する。中国と比較して格安の安価で、生薬の汚染が少なく安全な新興国からの輸入が必要である。ヒマラヤ山麓の高山寒地から南部コーチンの熱帯低地まで広がるインドや、アマゾン熱帯雨林から温暖地まで占めているブラジル、アンデス山脈の高地から亜南極圏にまで延びているアルゼンチンなどは領土が広汎にわたるので生薬の種類も多く、また現地における生産地の確保も可能である。

日本伝来の民間和漢薬

日本では古来、病気の治療に仏教および神道による祈祷や呪術を主として使用してきたので、薬草の種類は極めて少数であった。８世紀に中国から薬草が輸入されるようになり、医療の大半が生薬に依存し始めたので薬草は貴重品とされていたが、次第に禅僧などにより草木の種子が中国から搬入され全国的に栽培されるようになった。現在では約５００種類に及ぶ薬草の採取が可能となり、民間薬として普及しているが、薬学的研究は進んでいない。

漢方薬は「証」の診断により処方されるため、同じ疾病でも症状により異なる薬剤が使用され、また同じ薬剤が異なる疾病に使用される場合も多い。十数種の生薬を同時に抽出して投与することも多いが、生薬の相乗作用と拮抗作用により薬効が増強され毒性が消却されるといわれている。近代になって成分分析が比較的進み、研究書も多く出て、薬効の機序解明も進んでいる。

しかし、日本の生薬についての著書や成分の分析事例は極めて少ないので、黒姫和漢薬研究所の狩野土（かのう・はかる）代表取締役社長の好意により頂戴した信濃の生薬の貴重本から、主要と思われるものを取り上げて示す。

日本古来の薬草としては、７００年代（平安朝時代）から使用されている「春の七草」すなわち芹、薺（ナズナ）、御形（ゴギョウ）、繁縷（ハコベラ）、仏の座、菘（スズナ＝蕪）、蘿蔔（スズシロ＝大根）があり、したがって「七草粥」は薬膳である。「秋の七草」は観賞用であるため、萩、芒（尾花）、葛（葛根湯）、撫子、女郎花（黄花竜牙草）、藤袴（蘭草）、桔梗（朝貌の花）など秋花で美しいものが挙げられる。撫子以外は薬草としても使われている。

現の証拠（ゲンノショウコ）、十薬（ドクダミ）、千振、甘茶、艾、蒼朮（オケラ）、蕗などは日本独特の薬草であり、松、竹、梅、桜、桃、杏、柚子、南天、黄柏（キハダ）などの樹皮も生薬として使用されている（表6-2）。草花生薬のうち主要成分や薬効の比較的明瞭なものを27種挙げてみた。漢方薬としても使用されているものがあるが、大半は日本の草花である（表6-3）。

日本の民間薬は約６４０種類があり、そのうち植物からのものが４８２種、動物からのものが

樹木名	生薬名	薬用部	主要成分	効能
①松(Pinus densiflora)				
	松脂	枝幹	テレピン油	外用、刺し抜き
		種子		高血圧
②竹(Phyllostachys nigra)				
	竹葉	葉(日干し)	葉緑素、リン	解熱、風邪
	竹茹	竹表皮(薄切り)	脂質・灰分	喘息
	竹瀝	竹汁(火あぶり)		去痰
③梅(Prunus mume)				
	梅実	果肉	琥珀酸、クエン酸	腹痛
	梅肉エキス	果肉	リング酸	下痢止め
	梅種	種子	アメグリン酸	風邪、夜泣き
	梅花	花		催乳
	梅酒	青梅		
④桜(Prunus yedoensis)				
	桜皮	樹皮(黒焼き)	桜膠、プロチン、カテキン	咳止め
	桜桃核	果実(日干し)	アラバン、アルビノーゼ	解毒
	桜種	種子		解毒
	桜花	花(陰干し)		食中毒
	桜葉	葉(煎ずる)		毒消し
⑤桃(Prunus persica)				
	桃仁	種子	アミタグリン、ブルナシン	精神異常、鎮咳
	桃葉	葉(日干し)		利尿、駆虫剤
	桃膠	樹皮	タンニン酸	下痢止め
	桃果	果実	カンフェノール、クモリン	鎮痛
⑥杏(Prunus armeniaca)				
	杏仁	種子	アミタグリン、オレイン酸	歯痛、風邪
	杏仁水	花(日干し)	シアン水素	去痰、便秘
⑦柚子(Citrus junos)				
	柚酸	果実	クエン酸、酒石酸	風邪、しもやけ
	柚皮果	果皮	ヘスペリン、ピネン、 シトラーレ	健胃剤、風邪
⑧南天(Nandina domestica)				
	南天実	果実	タンニン、アセトン	鎮咳、喘息
	南天葉	葉	トメスチン、サンチニン	船酔い、吐き気
	南天の木	茎	ベルベリン、マグノフィリン	歯痛
⑨黄柏(Phellodendron amurense)				
	黄柏	樹皮	ベルベリン	収歛剤、健胃剤、整腸剤

(表6−2　日本の樹木生薬)　　　　(牧幸男：薬草歳時記より)

草花名	薬名	薬用部	主要成分	効能
①朝顔 (Pharbitis nil)	牽牛子	種子	ファルブチン、オレイン酸、パルミチン	利尿、水腫、駆虫
②甘茶 (Hydrangea macrophylla)	甘茶	葉	フィロズルチン、アプルコサイド	胃弱、食欲不振、利尿
③碇草 (Epimedium grandiflorum)	淫羊藿	茎、葉、根	エビミシン、イカリイン、マグノフリン	健忘、強壮剤、陰萎
④黄蓮 (Coptis japonica)	黄蓮末	髭根、茎	ヘルパリン、オウレニン、コプチシン	止瀉、健胃、消化不良
⑤蒼朮 (Atractylis ovata)	おけら	根、茎	アトラクチロン、ヒネソトール、オイデスモール	健胃、利尿、発汗
⑥桔梗 (Platycodon grandiflorus)	桔梗末	根（乾燥）	サポニン、プラチコデイン	鎮痛、去痰、解熱
⑦片栗 (Erythronium japonicum)	片栗デンプン	鱗茎	デンプン	風邪、下痢、滋養強精
⑧菊 (Chrysanthemum morifolium)	黄菊、白菊	全草	カンファ、プロピオン酸、メリセチン	健胃整腸、鎮痛、解熱
⑨葛 (Pueraria lobata)	葛根	根	ダイセシン、フェラリン、デンプン	風邪、解熱、鎮痛
⑩現の証拠 (Geranium thunbergii)	勿忘草	地上部	タンニン、ケルセチン	腹痛、下痢、動脈硬化
⑪サフラン (Crocus sativus)	サフラン	柱頭	クロシン、テルペンフラコール	鎮痛、鎮静、健胃、強壮
⑫菖蒲 (Acorus calamus)	菖蒲根	葉、根	メチルオイゲノール、セスモテルペン	鎮痛、健胃、去痰、駆虫
⑬蛇の髭 (Ophiopogon japonicus)	麦門冬	塊根	オリゴサッカライト、デンプン	鎮咳、解熱、去痰、利尿
⑭芒 (Miscanthus sinersis)	芒根	根、茎	クエン酸、リンゴ酸、カリウム	風邪、解熱、利尿
⑮千振 (Swertia japonica)	当薬	全草	スエルチアン、ゲンチオピクロサイト	胃痛、嘔吐、二日酔い
⑯大麻 (Cannabis sativa)	芋実	葉、実	カンナピル、アトラヒドロカンナピル	喘息、便秘、月経不順
⑰蒲公英 (Taraxacum platycarpum)	タンポポ	全草	タラクチン、イノシット、クロロフィル	利尿、消化不良、催乳
⑱鳥兜 (Aconitum japonicum)	附子	塊根、子根	アコニチン、ヒバコニチン	中風、リウマチ、耳鳴り、腹痛
⑲十薬 (Houttuynia cordata)	ドクダミ	地上部	ベンサミド、クルントリン、アルデヒド	風邪、痔ろう、痔核
⑳繁縷 (Stellaria media)	ハコベ	茎・葉	クロロフィル、灰分	利尿、便秘、催乳、健胃
㉑昼顔 (Calystegia japonica)	旋花	全草	サポニン、ケンフロール、糖	膀胱炎、利尿、疲労回復
㉒向日葵 (Helianthus annuus)	ヒマワリ	種子、花、葉	オレイン酸、パルミチン	利尿、解熱、リウマチ、下痢
㉓蕗 (Petasites japonicus)	和観冬	蕾、フキノトウ	テルペン油、無機物、糖	去痰、鎮咳、解熱
㉔福寿草 (Adonis amurensis)	福寿草根	根、根茎	クマリン、アドニン	利尿、強心剤
㉕竜胆 (Gentiana scabra)	リンドウ	根、花	ゲンチオピクリン、ゲンチシン	健忘症、利尿、消炎
㉖虎耳草 (Saxifraga stolonifera)	雪ノ下	全草	サキシフラキン、ケルシトリン	鎮咳、健胃、消炎、解熱
㉗艾 (Artemisia vulgaris)	ヨモギ	根、葉	カプリン酸、カルミチン酸	高血圧、利尿、健胃、切り傷

（表6－3　日本の草花生薬）　（牧幸男：薬草歳時記より）

植物生薬		
薬名	薬用部	効能
1. 蘆薈(アロエ)	葉汁	緩下剤、皮膚炎
2. 赤小豆(アカアズキ)	種子	利尿、解熱
3. 小茴香(ウイキョウ)	果実	健胃剤
4. オウゴン	根	消炎、解熱
5. 黄耆(オウギ)	根	利尿、止汗
6. 甘草(カンゾウ)	根	鎮痛、鎮静
7. 枳実(キジツ)	根	健胃剤
8. 桂皮(シナモン)	樹皮	解熱、鎮痛
9. 隈笹(クマザサ)	根、葉	健胃剤
10. 胡椒(コショウ)	果皮	胃弱、消化不良
11. 細辛(サイシン)	根	頭痛、解熱
12. 山帰来(イバラ)	根、茎	利尿
13. 山梔子(クチナシ)	果実	消炎、止血
14. 芍薬(シャクヤク)	根	収斂剤
15. 樟脳(ショウノウ)	根	血管拡張、強心剤
16. 地黄(ジオウ)	根	補血、強壮剤
17. セリ	根	血管拡張、月経不順
18. 生姜(ショウガ)	根、茎	利尿、健胃剤
19. 大黄(ダイオウ)	根	消炎、緩下剤
20. 沈香(チンコウ)	樹脂	鎮静剤
21. 陳皮(チンピ)	蜜柑皮	健胃剤、利胆
22. 丁子(チョウジ)	蕾	健胃剤
23. 独活(ウドノキ)	根	発汗、解熱
24. 苦木(ニガキ)	樹皮	健胃剤
25. 肉豆蔻(ニクズク)	種	健胃剤
26. 大蒜(ニンニク)	根	強壮剤、降圧剤
27. 半夏(カラスビシャク)	根、茎	健胃剤
28. 蕃椒(トウガラシ)	果実	抗炎、リウマチ
29. ヨセイグサ	根	鎮静剤
30. 紅花(ベニハナ)	花	腹痛、月経不順
31. 防風(ボウフウ)	根	解熱、発汗
32. 龍脳(フタバカキ)	樹脂	解熱剤
33. 木香(モッコウ)	根	吐き気止め
34. 連翹(レンギョウ)	花	利尿、消炎剤

動物生薬		
薬名	薬用部	効能
1. 蜘蛛(クモ)	黒焼き	外用、疣取り
2. 鯉(コイ)	魚肉	貧血、利尿
3. スルメ(ホシイカ)	全身	咳止め
4. 蜆貝(シジミ)	貝身	利尿、利胆
5. 麝香(ジャコウ)	鹿の分泌物	強壮剤
6. 蟾酥(ヒキガエル)	黒焼き	下痢止め、夜尿症
7. 津蟹(モクズガニ)	黒焼き	利尿剤
8. 反鼻(マムシ)	黒焼き	解熱、強精剤
9. 龍骨(マンモスの骨)	骨末	長寿薬
10. 蚯蚓(ミミズ)	黒焼き	風邪、解熱剤
11. 鹿角(シカの角)	角	解熱剤
12. 熊胆(クマの胆石)	胆石	利胆、長寿薬

鉱物生薬		
薬名	薬用部	効能
1. 硫黄(イオウ)	温泉水	外用、湿疹、関節炎
2. 鉛丹(エンタン)	四三酸化鉛	外用、排膿
3. 寧朱(ネイシュ)	水銀	吐き気止め
4. 硫酸亜鉛(リュウサンアエン)	水溶	目薬、消炎
5. 炉甘石(ロカンセキ)	亜鉛鉱	外用、止血、殺菌

日本民間薬:640種(植物482、動物95、鉱物63)

(表6－4　日本の民間薬)　　(大塚恭男：東洋医学より)

95種、鉱物からのものは63種を検索することが可能であった。薬効が比較的明瞭なものは、草花では約60種類あった。樹木は約10種類、動物性のものは約12種類、鉱物からは約5種類である。生薬で動物性、鉱物性のものは中国でも2000年前の「神農本草経」のころから下薬に属し、効果があまりないとされていたが、モンゴルやチベットで植物性の生薬が少ないところでは薬物として多く使用されている。日本でも前記の12種類以外に、薬効が定かでないが動物性の熊、鹿、牛、馬、猿、兎、リス、アオダイショウ、ムカデ、サンショウウオ、トカゲ、ガ、カマキリ、アカガエルなどが民間では使用されている。鉱物では、毒性のあるヒ素、リンのほか、金、銀、鉄、錫や希少金属も漢方薬に少量混在していることがあり、体内蓄積により中毒作用で死亡する場合があると米国では指摘されている（表6-4）。

和漢薬は江戸時代末期から越中富山を中心とした民間薬が製造されて、薬売りが全国を行脚して販売していたが、これらは漢方薬と同様に方薬（複合薬）がほとんどであった。有名なものとして千金丹、反魂丹などがあり、伊勢では萬金丹、江戸では宝丹などが普及していた。明治になって漢方薬的体裁の森下仁丹、宇津救命丸、ホシ胃腸薬、太田胃散、正露丸、龍角散などが現れ、大正・昭和になってエビオス、ワカマツ、ビオフェルミン、キャベジンなど西洋風の複合薬が製造された。いずれも日本人に多い胃腸病の薬である。そのほか、心臓病に対しては救心、婦人病に対する中将湯、眼病には大学目薬、関節痛に六一〇ハップ、トクホン、皮膚炎にはアロエ軟膏、打撲傷にはメンソレータム、キンカンなども民間から登場し、現在でも売薬として普及している。

草木の生薬で重要なのは、現在近代医療で使用されている約１５００種類のうち、25％が熱帯雨林の植物から精製されたものであるという点である。その大半はアマゾン川流域から、一部はスマトラおよびオーストラリア北部の森林から採取されたものであり、現在でも多くの製薬会社が探索に当たっている。19世紀初期から現在までに発見された重要な薬剤を挙げると、阿片に始まり抗がん剤タキソールに至るまで20種以上に達している。最近20年間は生物工学の進歩で生物学的製剤や分子標的治療薬が増加しているが、生薬の分析により有効な新薬の発見も可能であり、日本の豊富な生薬の薬効研究のための成分分析が望まれる。

鍼灸の活用による融合医療

鍼灸治療は、１６４０年に杉山和一が「霊枢・難経」の経絡を引用して中国の太鍼を細鍼に改良して導入した。１６８０年に後藤艮山が「一気留滞説」を提唱し、１６９０年には吉益東洞が「万病一毒説」を唱え、２派に分裂したが、いずれも「古方派」であるので診断・治療法は類似しており、その後も感染症予防のために使い捨ての鍼が発明された以外にほとんど変化していない。中国でも最小の使い捨て鍼が製造され輸出されている。

鍼治療は世界的にも普及しており、代替医療としては米、ドイツ、イタリアなどの先進国のみならず、ほとんどの新興国およびアフリカや中央アジアを除いた発展途上国で施行されている。タイでは中国で養成された鍼灸師が十数人診療しているが、独自の鍼灸師を養成するために昨年、鍼灸大学を設立し、卒業後は中国に2年間訓練生として留学後、診療を許可するとのことである。米国では１９７０年代にハーバード大学のアイゼンバーグ博士が中国より鍼灸を導入して以来、約４０００人の医師が鍼治療をしている。灸治療は中国および日本、韓国以外は余り普及していない。

日本では敗戦後、米国占領軍により禁止命令を受けたが70年代に復活した。既存の鍼灸師に加えて、高校卒業生の専門学校での養成数は99年には年間１７３８人であったが、現在は７０００人近くが養成されている（図6-9）。しかし基礎医学の知識と臨床経験に乏しいので、４年制の大学と卒後2年間の訓練の後に開業試験を受験させることと、副作用とされる皮下出血や血腫、感染を防止するための実地研修を加えることが必要と思う。

鍼には、漢方と同様に「陰陽五行説」に基づいた経絡と経穴が用いられているが、治療対象には系統神経とともに自律神経系統も含まれていると思われる。内分泌ホルモンであるノルアドレナリン、エピネフリンなどの交感神経系およびワゴスチグミン、アセチルコリンなどの副交感神経系のほか、ドーパミン、セロトニン、エンドモルフィンなどの中枢神経系の分泌にも、部位の穿刺により影響があると考えられる。経絡、経穴は圧痛点、刺激点として鍼の挿入および灸や指圧に利用され、腰痛、関節痛や四肢の疼痛には著効があり、時には臓器障害や精神疾患にも効果があるとされる。中国では全身麻酔に鍼麻酔を使用して、乳房、心臓や内臓の手術も施行されているという。ハーバード大学の研究によると、脳内モルヒネ（エンドモルフィン）が分泌されるのでこのようなことが可能であるとされているが、催眠術と同様に効果がない場合もあるといわれている。

内臓疾患には、足の裏および耳殻に刺激点が存在するといわれ、それらの点に鍼を挿入すること

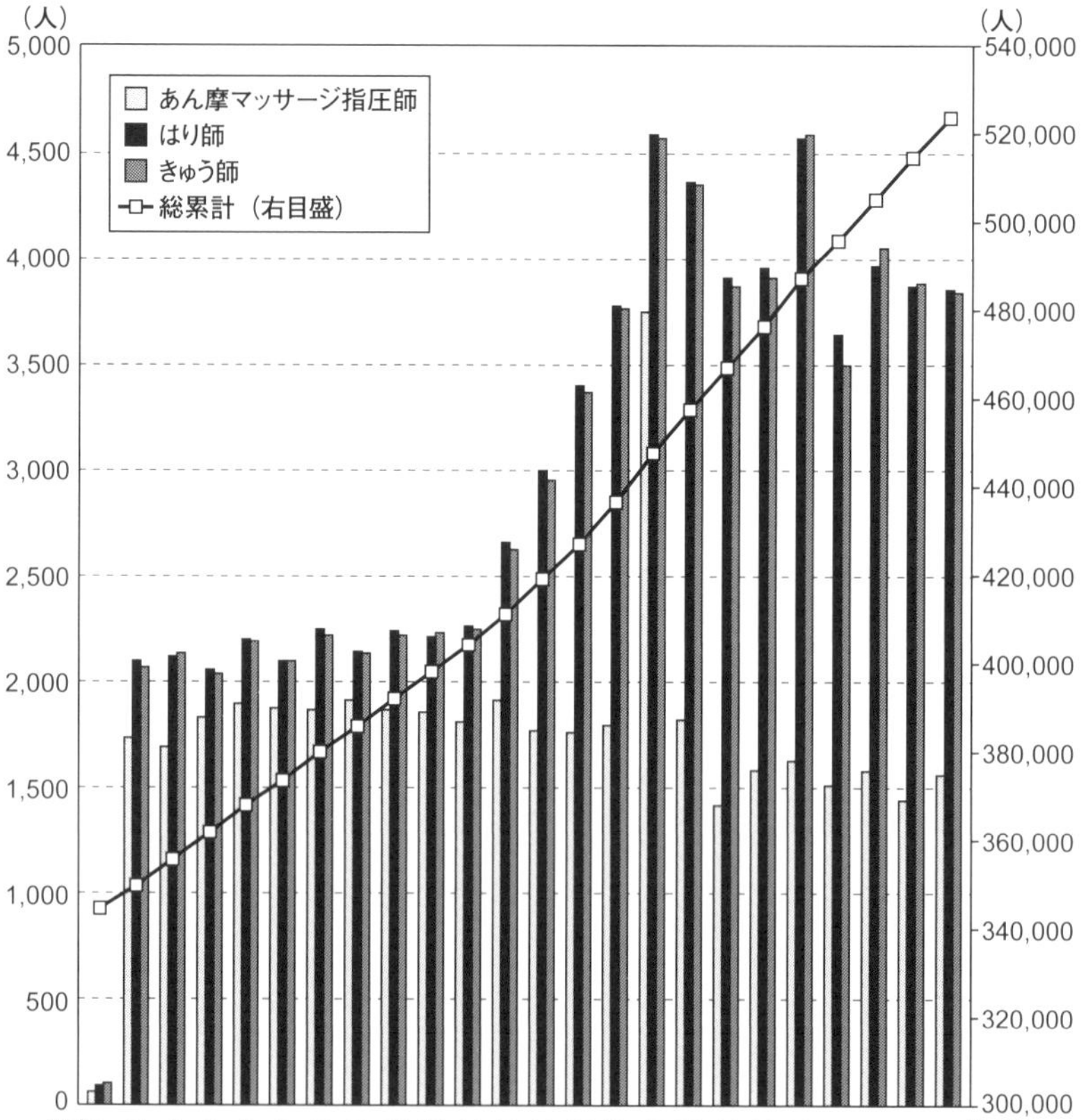

（図6−9　あん摩、マッサージ及び指圧を行う施術所等数の年次推移）

により治療ができるとされているが、その効果については疑わしい。

鍼の挿入法には、皮下組織までの浅層針と筋膜や筋肉に達する深部針があり、陰陽の原理により挿針と抜針の方式が異なるというので、技術の会得には経験が必要とされる。

漢方、鍼灸などの卒業前の医科大学教育は、1997年には24大学で行われており、外来治療は14大学にすぎなかったが、2004年には80大学全校で実施され、外来治療も43大学となり、現在では外来治療は66大学で施行されている。しかし、授業時間は8コマ前後で、多くても16コマであるため、十分な教育は不可能であり、漢方医を養成するまでには至らない（表6-5）。

漢方を融合医療に取り入れるためには、「漢方大学」をまず関東、そして関西および九州に3校、早期に設立することが肝要と思われるが、それには中国や韓国で行われているように西洋近代医学教育との併用が必要である。そのためには一般理科系大学または新設のプレメディカル大学を卒業後、5年制の漢方大学で、前期2年間は西洋医学を修得させ、後期2年間は漢方および鍼灸の修得に専念させ、最終の1年間は近代医療と融合させた漢方医療の臨床に従事させ、漢方と和医学および医

区　　分		大学数			
		国立（42大学）	公立（8大学）	私立（29大学）	計（79大学）
漢方又は鍼灸等に関する授業科目等を設けている大学		42	8	29	79
上記のうち、漢方、鍼灸に関する授業科目を設けている大学	漢方	42	8	29	79
	鍼灸	15	3	15	33

（表6−5　医学部医科科における漢方・鍼灸に関する教育等のの状況

師国家試験に合格した後に初めて漢方開業医の免許を授与するのが妥当である。

柔道整復師は明治の終わりに柔道家が骨折や脱臼の整復に従事したのに始まり、整体術による脊椎の矯正をしている。柔道整復は単純骨折の整復と固定および脱臼の修復には比較的安全性があるので、6万人に達している米国のカイロプラクターと同様に民間では広く利用されている。しかし、複雑骨折の治療や椎間板ヘルニアなど器質疾患から来る腰痛には適さない。国家試験合格者は、1999年度は1000人であったが近年は毎年6000人に達しており、過剰供給による臨床経験の不足が案じられる（図6－10）。

按摩治療は、江戸初期より視覚障害者が生計を立てるために町内を回り、肩凝りや腰痛の治療、疲労回復を目的に従事したものである。温泉湯治とともに民間で現在も普及している。ドイツでは介護保険

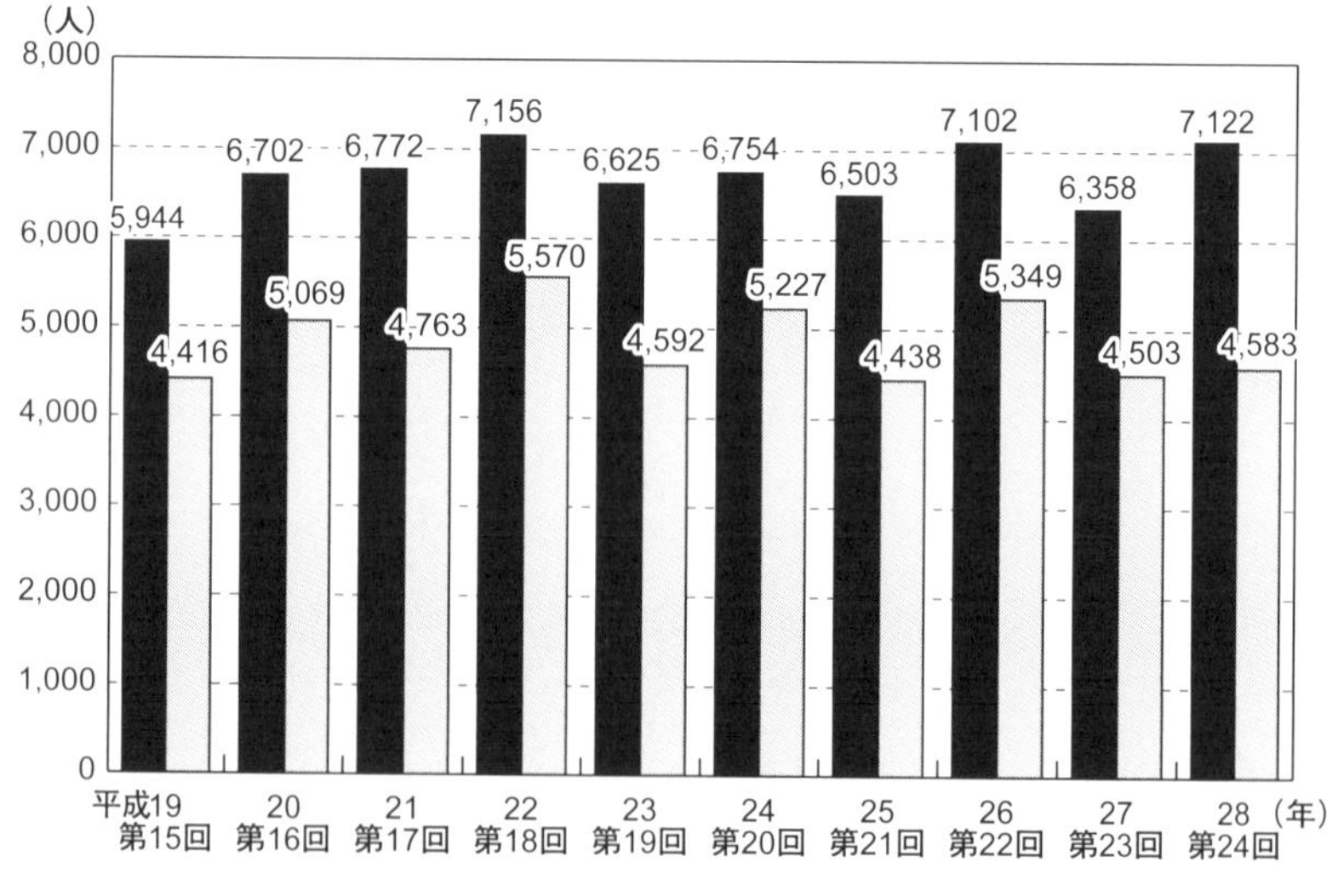

（図6－10　柔道整復師国家試験合格者数）

で支払いが認可されており、疲労回復や関節痛などには効果が認められている。

先進国における相補・代替医療の普及と研究の現状

現在、欧米では相補・代替医療の普及が盛んである。国民の半数近くが近代医療以外の民族医療であるタラソ（海洋）テラピー、アロマテラピー、オーラソーマ（色覚療法）、温泉療法、サウナ（温熱）療法や、伝統医療である中国医療、日本の漢方、鍼治療、インドのアーユルヴェーダを利用し始め、さらに新興医療のオステオパシー、カイロプラクティック、ホメオパシー、バイオフィードバック療法、手かざし療法、自然療法などのほか、太極拳、気功なども流行し、磁場、気圧変動の応用、漢方薬、中国薬草をはじめ補助食品、ビタミン、ミネラルなどの利用も盛んである。これらの利用が最も多いのはカナダの70％で、米国でも42％の国民が利用している（図６‐11）。

米国では１９７０年代にハーバード大学のアイゼンバーグ博士が中国から鍼治療を導入し、アリゾナ大学のワイル博士が漢方や気功、薬草を取り入れた自然療法を提唱して以来、急速に代替医療が盛んになり、93年にはクリントン元大統領夫人ヒラリーの提唱で国立衛生研究所（ＮＩＨ）に国立相補・代替医療研究所（ＮＣＣＡＭ）が年間１００万ドルの予算で設置され、代替医療の臨床効果の査定を始めた。２０００年にはその予算は６０１０万ドルとなり、

２００５年には1億２０００万ドルとさらに2倍に増加。２００8年には1億２７００万ドルが充てられ、その半分は外部の民間大学や研究所に研究補助金として配布された（図6−12）。全国的な研究が行われていて、最近では十数校の医科大学でも代替医療が研究されている。また、米国がん協会からも代替医療に対して年間1億ドルの奨励金が民間研究所に授与され、その他の寄付金を総合すると年に3億ドル以上の研究費が費やされている。米国以外でもドイツ、フランス、イタリアなどの先進国ではホメオパシー、希釈薬、草木生薬、漢方薬、鍼のほか、新興医療に対する研究が盛んである。

漢方などの民族伝統医療の効果の査定には、医療施行者と受診患者の主観による判断が必要であり、また患者の医師に対する信頼度が大きく影響している。ＲＣＴを科学的証拠として査定に使用しているＮＣＣＡＭでは、ほとんどの代替医療の研究を効力

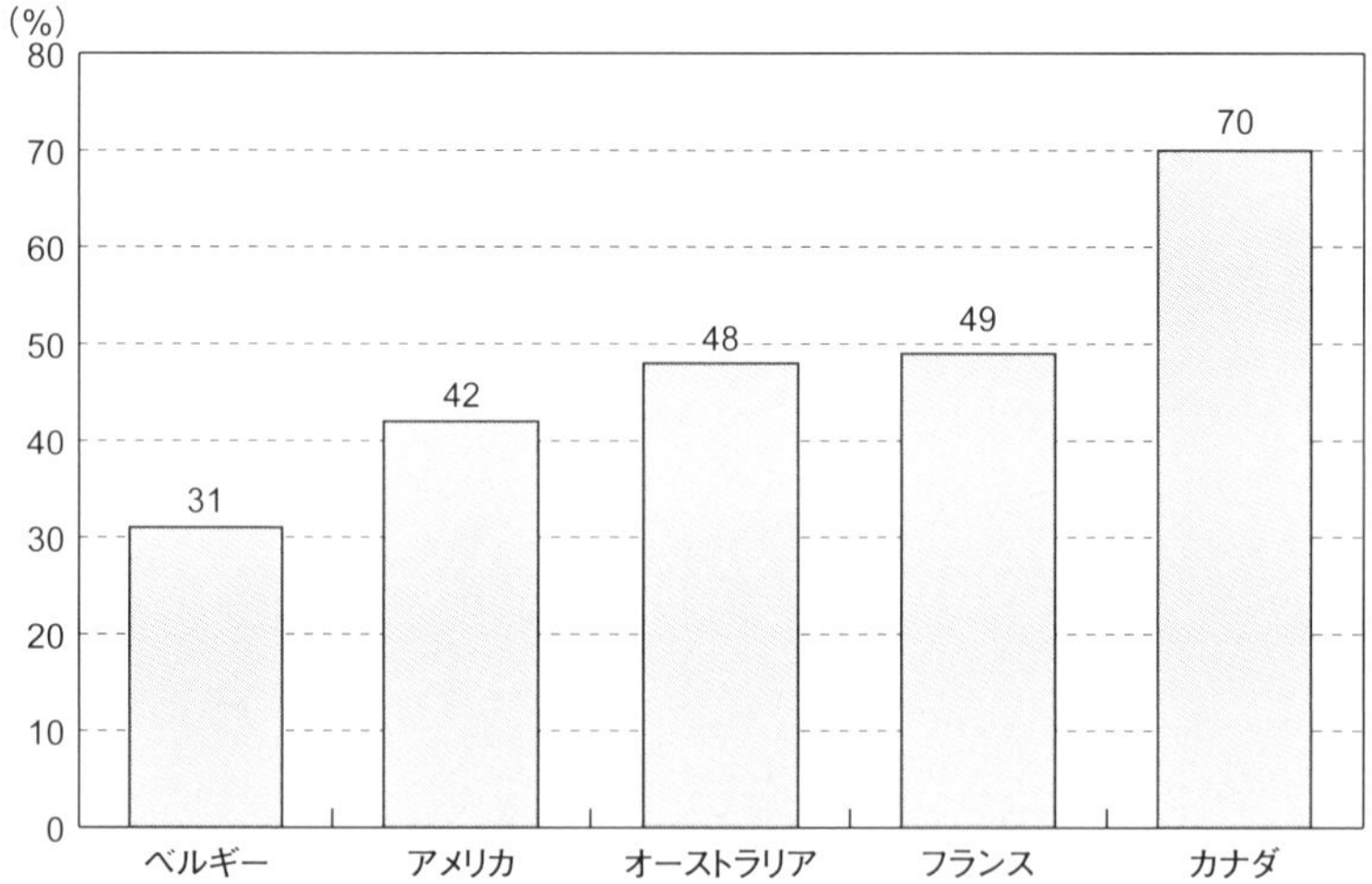

（図6−11　先進国での相補・代替医療の利用率）
（Fisher P et al. 1999, Health Canada 2001, WHO 1998）

がないとしているが、漢方を査定するのに西洋医学的な判定方法によるのは不適当である。代替医療では臨床で半数以上の患者が症状の改善を経験する場合は、ある程度効果があるとみなしても、民間医療として利用するには十分と思われる。

しかし、無効の場合が多く、あるいは明らかな害がないにしても効能が少ないのに高価な補助食品の市販は禁止すべきである。

近代日本民族医療と近代西洋医療の融合

日本の漢方、鍼灸を標準化して振興し、３大古代医学である中国医学、インドのアーユルヴェーダ、イスラムのユナニ医学と、ユナニ医学が源泉である西洋医学との関連を示し、その長所を採用して近代医学との融合を図るために診断法と治療法の相違をみてみる。

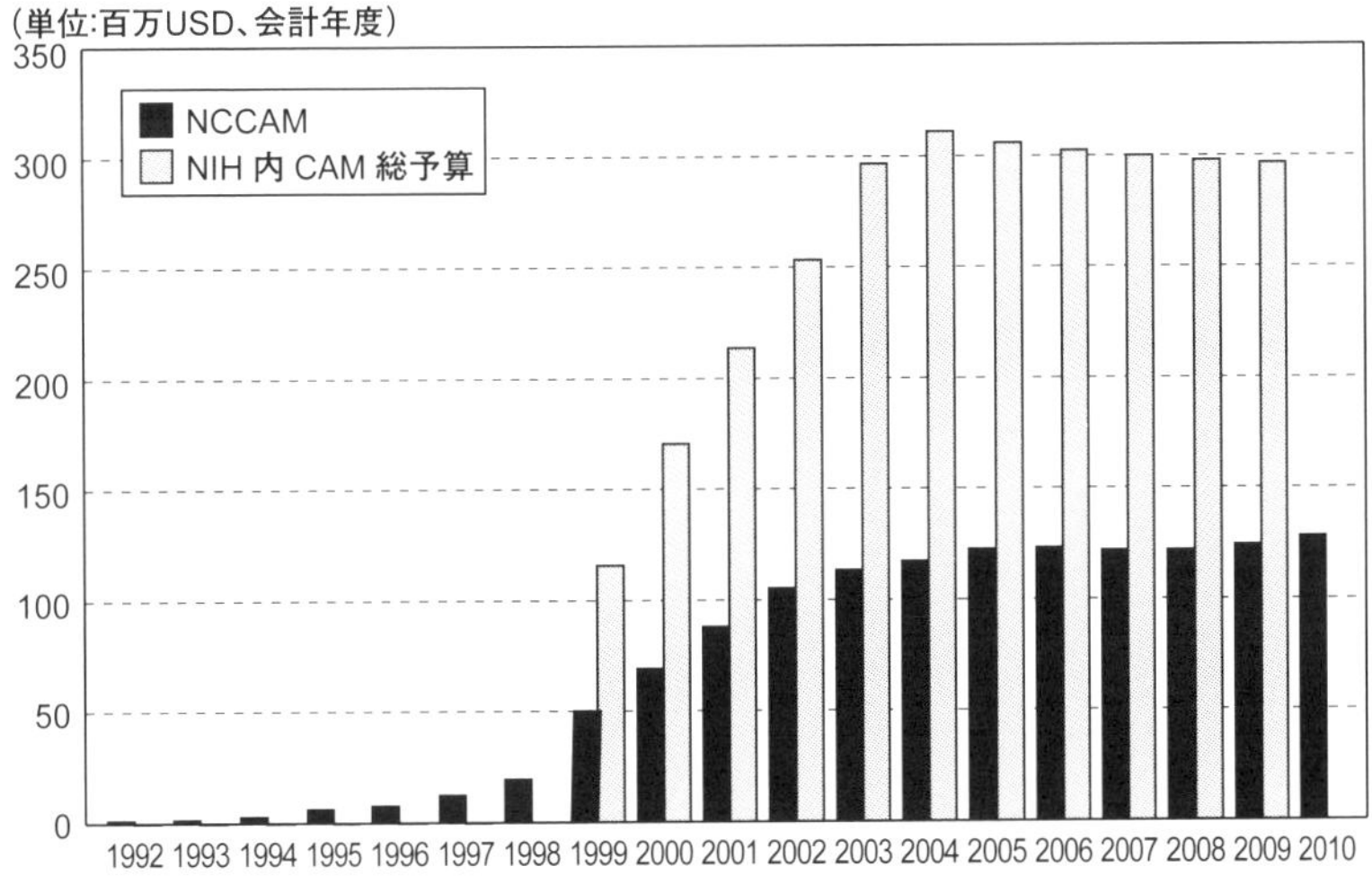

(図6－12　NIHにおけるCAM（相補・代替医療）予算の推移)

日本の漢方と中国医学の特徴として、診断には「未病」と「已病」があり、証によって病状の進行を判断している。治療法としては生薬、鍼灸、呼吸法改善以外に中国医療の太極拳、気功、八卦などが日本でも江戸時代末期から民間では実施されている。アーユルヴェーダには、体質（ドーシャ）の変化で症状が悪化して発病し、合併症や慢性化が起こるという概念があり、治療法としては生薬、食事療法以外にヨーガ、絶食、環境、呼吸改善、理学療法などが使用されている。

近代西洋医療の診断は、自律神経失調症、神経症、代謝症候群、生活習慣病、炎症性疾患、感染症、精神疾患・認知症、がん腫瘍、変性疾患に大別でき、臓器別に疾病を細別しているので、日本民族医療との融合にはこれらの診断名を使用するが、東洋医療の「未病」および「已病」の概念も採用すべきである。治療には抗生物質、バイオ医薬品や分子標的薬と、近代化を図った漢方薬など東洋の薬品を併用し、X線診断、消化管血管造影、心電図、脳波、超短波、CT、MRI、PETなどの診断装置を駆使する。東洋医療では鍼灸や蛭吸血による瀉血、アーユルヴェーダの痔瘻治療のクシャラスートラなどのほかにはあまりみられない外科的治療法には、年間4800万件が施行され、現在米国で国民の10分の1が受療しているという非侵襲的な内視鏡、腹腔鏡、経血管手技、および血液透析、呼吸循環補助、再生医療、放射線治療など西洋医療の治療法を主として使用せざるを得ないが、漢方や中国・インドの生薬、鍼灸を併用することも可能である（図6−13）。

漢方・鍼灸医療は東洋医学では最も洗練されているが、約３６０年にわたり改善が行われなかったため、診断法の近代化が必要である。未病や己病、証による病状の概念は西欧医療にはみられないものであり、生薬、鍼灸治療や座禅、瞑想には取り入れるべき点が多い。また、有効な補助食品や民間の理学療法で近代医療に融合できるものもある。それによって漢方医療の振興を図り、東洋諸国の医療で日本の指導的立場を確立し、同時に日本国民の健康と福祉に貢献することが可能である。

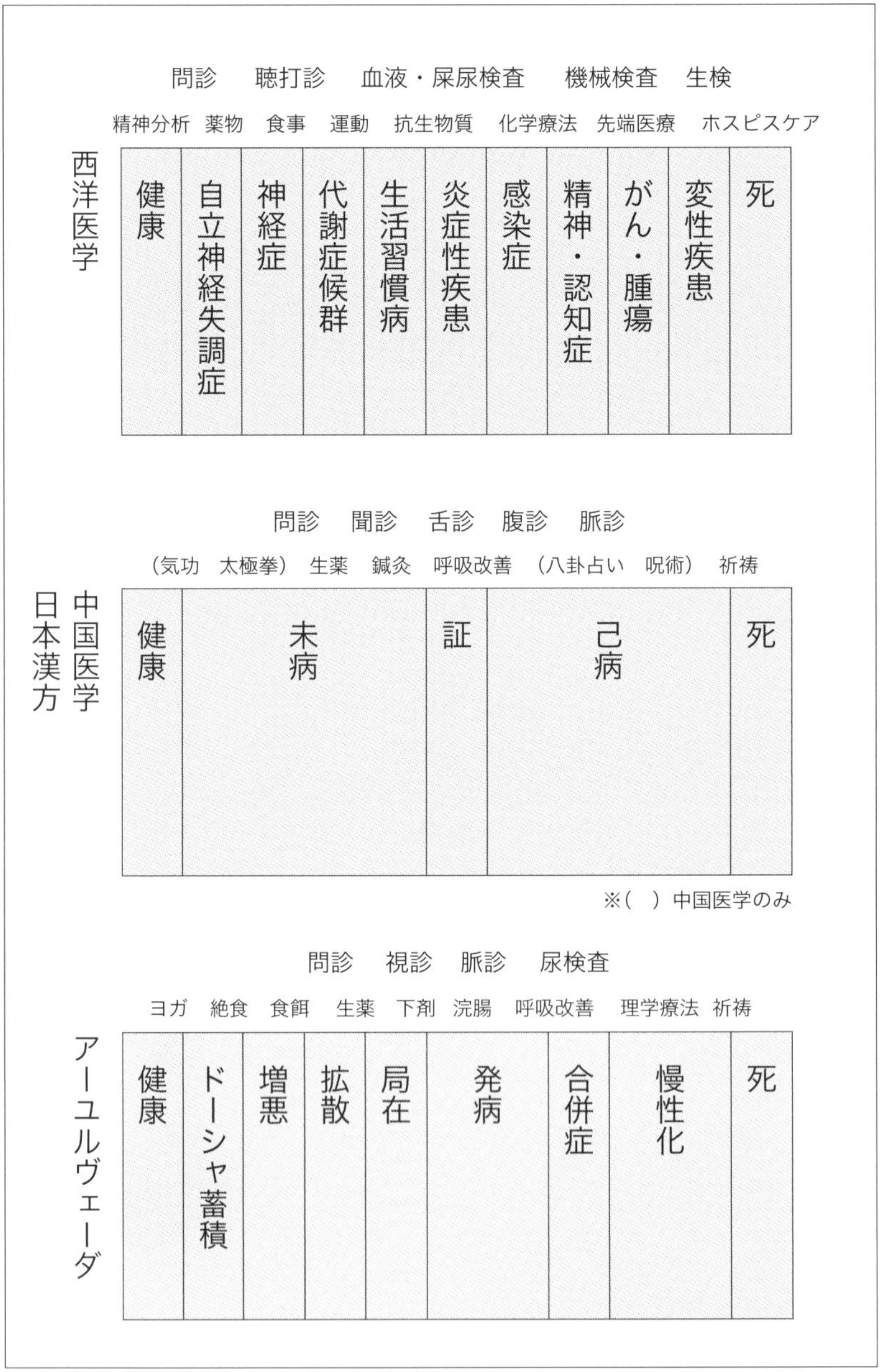

（図6−13　3大古代医学と西洋医学の疾患と診断法・治療法の相違）　（著者作成）

第7章　融合医療における漢方薬・和漢薬の処方

日本漢方の歴史と診断に基づいた漢方薬処方

日本に中国医学が伝来したのは六世紀前後で、生薬が導入されたのは遣隋使や遣唐使が派遣された七世紀である。九八四年に「医心方」が、一三一五年には「萬安方」が編纂され、一五〇〇年代に田代三喜や曲直瀬道三らによって中国医学の日本化が始まった。一七一二年には貝原益軒が「養生訓」を著し、疾病は内欲と外邪により起こるとした。江戸時代中期には現在の日本漢方の始まりとなる古方派が出現し、解剖図誌「蔵志」を著した山脇東洋らによって漢方薬の運用が普及し始めた。

一八〇四年には華岡青洲が麻酔に通仙散を用いて世界で初めて乳がん摘出に成功し、漢方の隆盛期となった。一八三八～一八六二年には蘭学を取り入れた緒方洪庵が現大阪大学の前身である適塾を大阪・船場に開き、近代西洋医療との融合を図った。

しかし、ドイツ医学を導入した相良治安が一八七二年に東京大学の前身である第一大学区医学校の校長となり、西洋医学一辺倒となった。一八八三年には明治政府によって西洋医学による国家資格に合格しなければ医師免許を与えないとする医師免許規則が制定され、これに抵抗した浅田宗伯らの漢方医開業権復活の提案は一八九八年に議会で否決され、漢方は衰退に向かった。

しかし一九一〇年に和田啓十郎が「医界之鉄椎」で漢方の有用性を説き、漢方医学が再評価されるきっかけとなった。一九五〇年には、大塚敬節らが日本東洋医学会を設立し、漢方製剤

漢方導入期　古方派時代

710年　唐より鑑良和上により医薬品（人参、甘草など）が導入された
808年　桓武天皇の遺命により日本古来固有医方の「大同類聚方」を撰述
984年　丹波康頼により日本最古の医書「医心方」が中国隋唐の医書より引用された
1200年～禅僧栄西の「喫茶養生記」、梶原性全の「萬安方」、有隣の「福田方」など現る

漢方発展期　後世派時代

1500年　禅僧月湖の「全九集」、「済陰方」より田代三喜が陰陽五行説の金元医学を導入する
1550年　曲直瀬道三により張仲景の「傷寒論」の腹診を取り入れ「啓迪集」が出版される
1640年　杉山和一により中国の「難経と霊枢」から経絡を引用して日本式鍼灸を導入する
1680年　後藤艮山は古方派の「一気留滞説」の提唱者で民間薬、灸治、温泉療法を導入する
1690年　吉益東洞は古方派で「万病一毒説」を唱え実証主義の「類聚方」と「薬徴」を著す

蘭学導入期　漢方蘭学共存時代

1700年　長與専斎が南蛮医学の「理学的医学」の必要性を唱える
1712年　貝原益軒が「養生訓」を著し病気は内欲と外邪により起こると唱えた
1740年　大槻玄洋が「医学階梯」を著す
1759年　山脇東洋が解剖学の必要性を力説し「蔵志」を出版する
1774年　杉田玄白が「蘭学事始」および解剖学の「解体新書」を出版する
1792年　宇田川槐園が本邦最初の西洋内科翻訳書の「西説内科撰要」を著す
1804年　華岡青洲が漢方処方により世界最初の全身麻酔を施行する
1823年　シーボルトが長崎鳴瀧塾で眼科手術を施行
1849年　ジェンナーが1798年に発見した天然痘予防接種の牛痘方を導入する
1862年　緒方洪庵が西洋医学所を高野長英と共に大阪に設置し後の大学南学校となる

独逸医学導入期　漢方衰退時代

1869年　相良知安により独逸医学所を東京に設置し後の大学東校となる
1868年　後藤新平により独逸医学が正規医療として採用され漢方医の開業権を停止する
1885年　長井長義が独逸で麻黄の成分エフェドリンを発見
1895年　北里柴三郎がペスト菌およびジフテリア毒素を発見する
1898年　浅田宗伯の漢方医開業権復活運動が議会で否決される
1901年　高峰譲吉がアドレナリンおよびジアスターゼを抽出する
1910年　秦佐八郎がエールリッヒと共に梅毒化学療法薬サルバルサンを合成する
1911年　野口英世が梅毒スピロヘーターの純粋培養に成功

漢方再興期　西洋医学一辺倒時代

1910年　和田啓十郎が「医界之鉄椎」を著し、禅僧森道伯が「一貫堂医学」を唱える
1942年　大塚敬節が日本漢方医学会を設立し漢方薬のエキス化および丸薬を作成する
1943年　松原武が東洋治療研究所を設立する
1950年　日本東洋医学会が設立される
1968年　廣瀬輝夫がベイリーと共に自家動脈・冠動脈直接吻合バイパス手術を発明する

（表7－1　日本医療発展史）　　（著者作成）

エキス化と丸薬作成も開始され、近代的漢方薬の処方が容易となり一般に普及し始めた（表7－1）。

一九六一年に国民皆保険が成立し、一九七六年には薬価基準に医療用漢方製剤が収載され、漢方薬が近代薬とともに処方可能となった。漢方の有効性が見直され、近代医療に漢方を併用する医師は七～八割に上っている。そのうち漢方を習得したうえで処方を施行している者は数少ないといわれており、漢方大学の設置により近代医療を理解したうえでの漢方医の養成を行わない限り、日本独自の漢方の振興と普及は難しいと考えられる。

漢方薬は単味で処方されることはなく、複数の生薬が疾病の症状や証に従って処方される。古来からの診断法である四診の「望聞問切」を用いて病位を内外、表裏、陰陽五行、三焦六病位で特定し、証を気血水、寒熱・虚実により診断し、方剤を処方している（5章図5－1）。

内外・表裏の概念連関は、以下のように把握すべきである。

「表」に分類されるのは、皮膚、筋肉、骨格や内臓表皮などで、感覚・運動といった生理的機能を司る。対する「裏」は内臓であって、呼吸・消化・排泄機能を司る。

一方、「外」は被覆・排泄機能に関係し、皮膚、筋肉、骨格系を指す。対する「内」は、心・肺・肝・脾・腎・胃・腸で、呼吸・消化機能に関係する。排泄機能の位置づけが内外・表裏で微妙に異なり、概念の外延が「内」より「裏」で若干広くなっていることに注意されたい。

これらの中間領域については（図7－1）、「半外・半内」は甲状腺、骨髄、脾臓、副腎皮質など（内分泌機能）、「半裏・半表」は血管、神経など（循環機能）、そして「半外・半裏」は横隔膜を中心とした上下の臓器と解すべきである。

三焦六病位の上焦は脳、眼、耳、鼻、舌、咽喉、心臓、肺臓。中焦は、肝臓、膵臓、脾臓。下焦は腎臓、生殖器の三領域とされる。六病位は心、肺、肝、腎、脾、陰交の六領域に分類されているが解剖学的には正確でなく、伝統的に継承され古来から変更されてはおらず正確な位置の分類に矯正することが必要と思われる（5章図5－4）。

陰陽五行説による小宇宙の火木

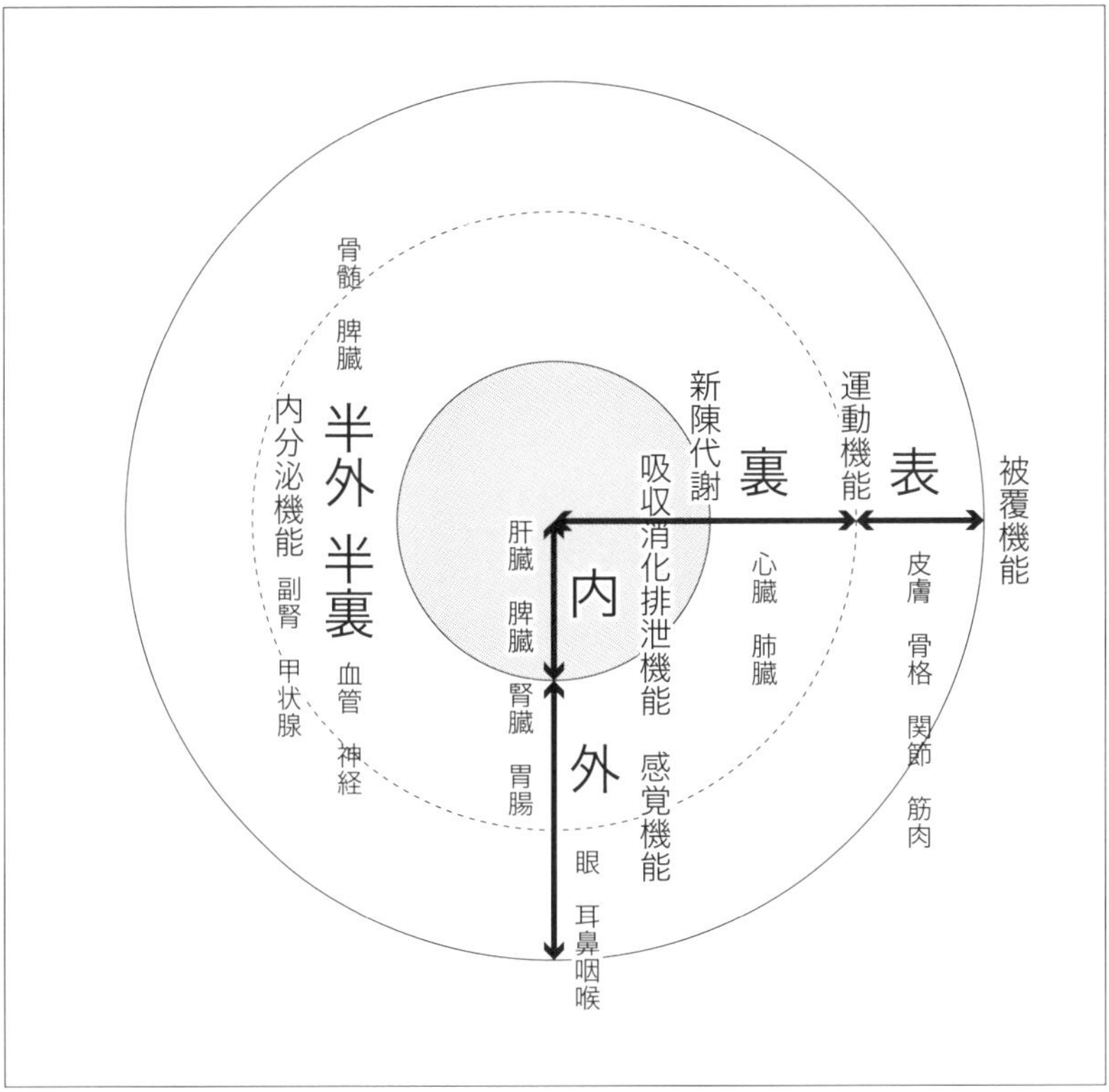

（図7－1　裏表・内外の臓器区分）

金土水と人体の五臓六腑を対応させ、方位および五味との組み合わせによる後方派の占星術の診断は、現在、陰陽は方剤の処方では重要視され、陽は交感神経亢進状態、陰は瞑想神経亢進状態と解釈する。その他の学説は医食同源による食事療法として中医学、アーユルヴェーダ、蔵（チベット）医学などでは踏襲されているが、日本の漢方では現在あまり用いられてはいない（5章図5−2）。

証の決定には、気血水、寒熱・虚実の診断に四診を使用するが虚実は切診での脈診の浮沈と腹診の圧迫の抵抗の度合いによる。寒熱は疾病の慢性と急性の病勢であり、虚実は体力や病勢の量であり、精神状態の充実や虚脱にも関係がある。

病気は、外因である精神状態にも影響を及ぼす環境要因と、内因である体力や体質に関係のある遺伝子要因と、生後発達する免疫力の変調により起こる、と著者は考えている。気血水の気は、形はないが働きだけがあるもので血や水を動かす原動力となり常に体内を巡っている。疾病に影響力のある精神力と環境要因と解釈することにより近代医療との融合が可能である。血は血液やそれに関するものの代謝を指し、血管のみならず体の隅々にまで流れている。変調が起ると血管外に留まり、血管内の血液流が悪化するので漢方独特の「瘀血」との診断があり、漢方薬治療では重要である。近代医療では遺伝子要因、体質、体力および血液、臓器などの変調と解釈される。水は、水分の代謝障害を意味するのみでなく水分に類するすべてを含んでいるとされる。非生理的な水毒は「瘀水」とも呼ばれ、これも漢方独特の診断であるが、近代的な解釈では、リンパ液や体液中に含まれる免疫力の変調である。その他漢方では病気の症状が現れる以前の状態として、近代医療で健康あるいは不定愁訴といわれる未病および発病後の已病の概念があり、漢方薬には未病に対して治療も可能である（5章図5−5）。

実証と虚証に対応した漢方主要薬の柴胡剤、麻黄剤、建中湯類、瀉心湯類の処方例を示すと、柴胡剤では大柴胡湯が実証に、小柴胡湯や乙字湯は中間に、補中益気湯は虚証に使用される。麻黄剤では大青竜湯は実証、葛根湯は中間、桂枝湯は虚証に使用される。建中湯類では桂枝加芍薬湯は実証、当帰建中湯は中間、大建中湯は虚証に使用される。瀉心湯類では大黄黄連瀉心湯は実証、附子瀉心湯は中間、生姜瀉心湯は虚証に使用される（図7−2）。

表証と裏証に対応した漢方薬の処方をみる

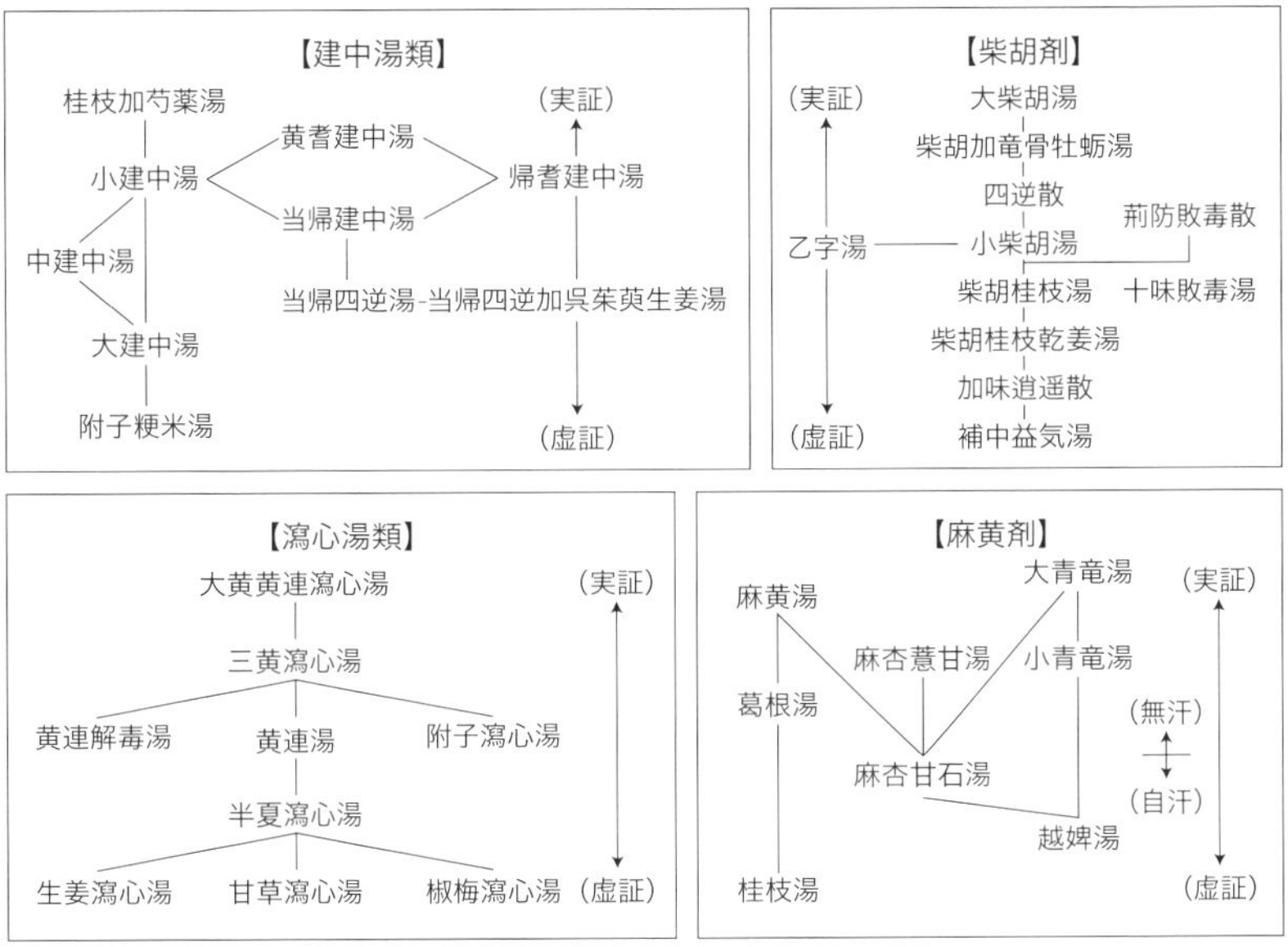

（図7−2　実証と虚証による漢方処方）

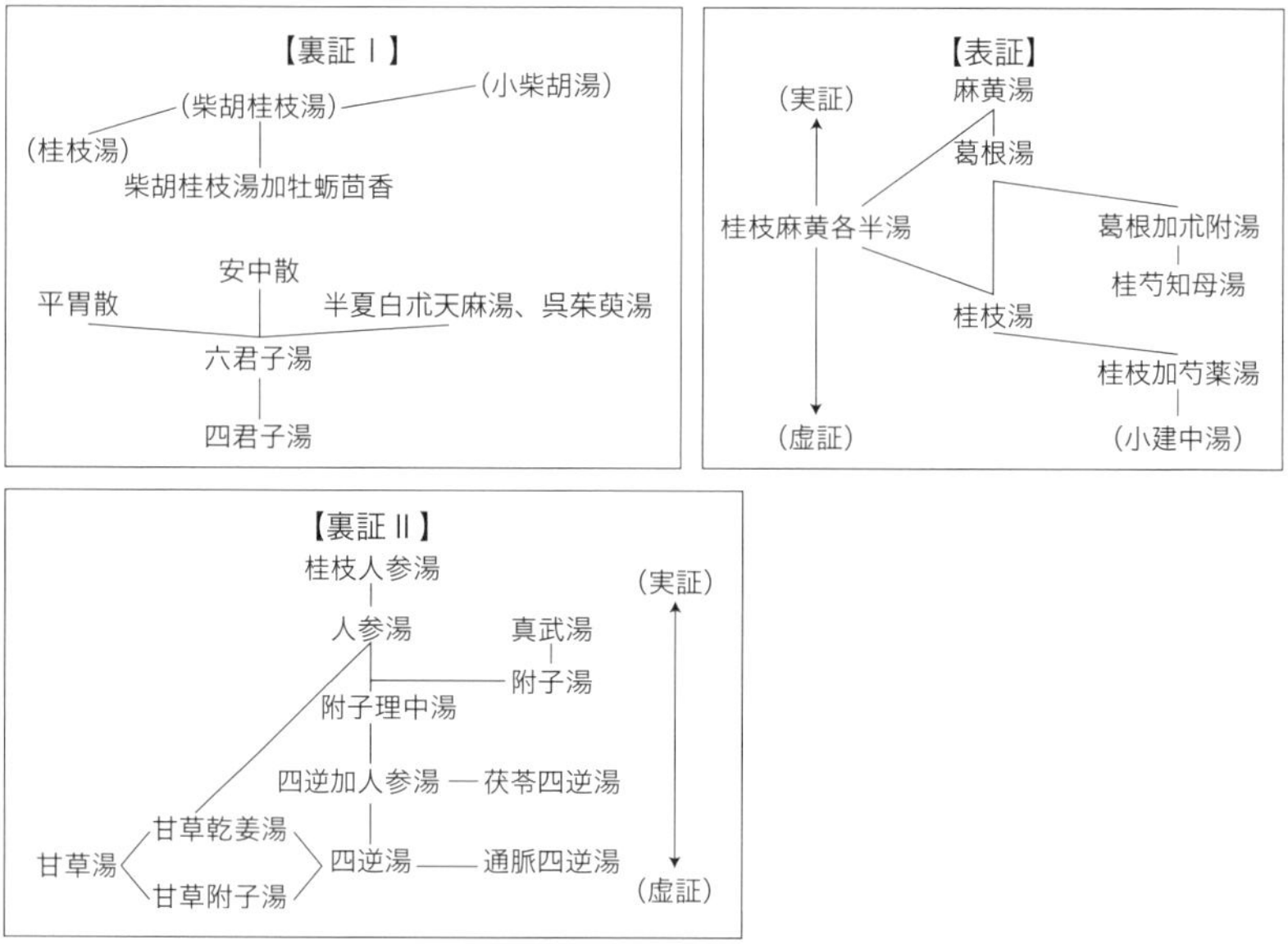

(図7－3　表証と裏証による漢方処方)

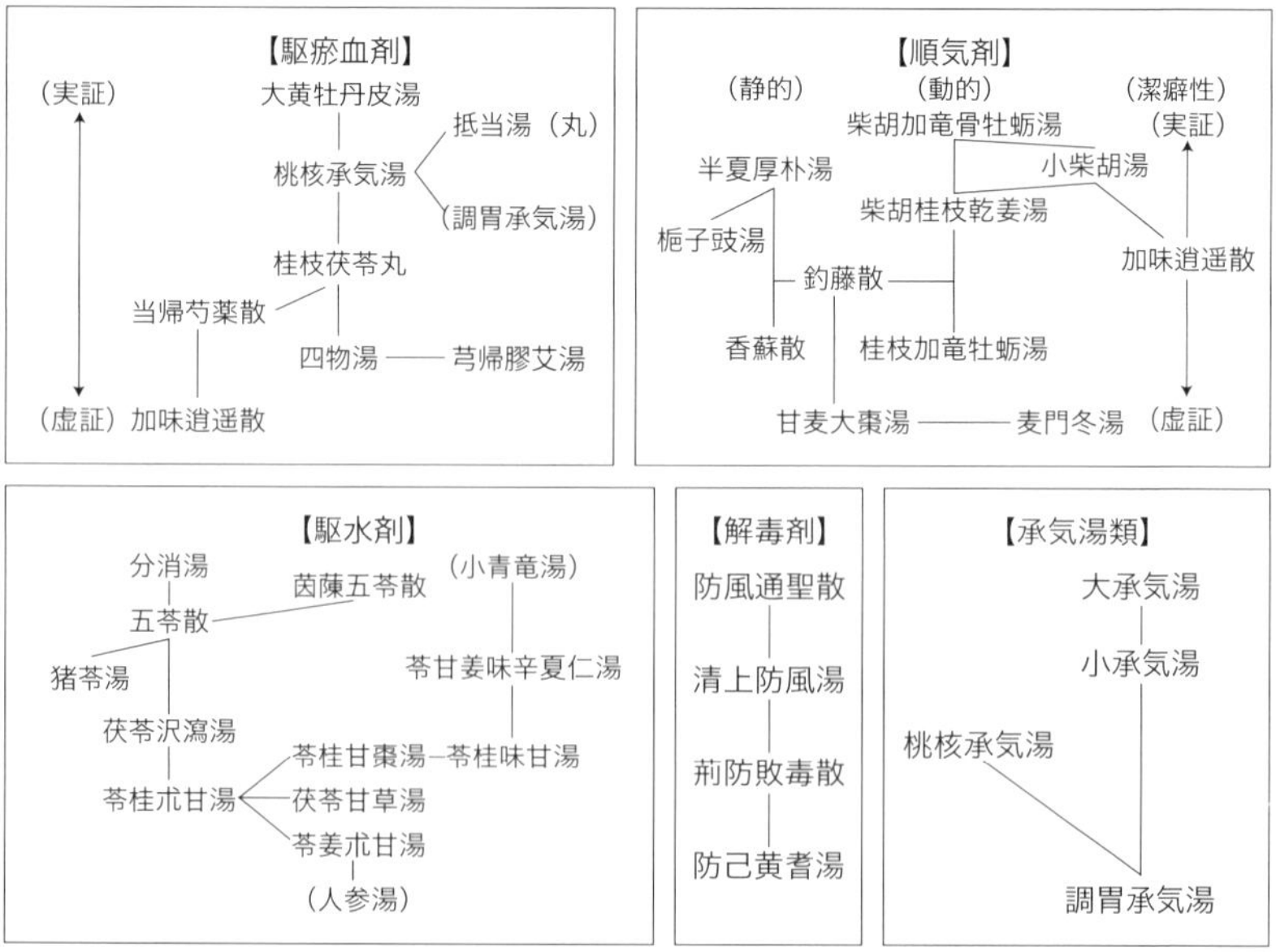

(図7－4　気血水の変調に対する漢方処方)

と、表証では麻黄湯は実証、葛根加朮附湯は中間、小建中湯は虚証とされる。裏証では柴胡桂枝湯は実証、六君子湯は虚証である。桂枝人参湯は実証、附子理中湯は中間、四逆湯や甘草湯は虚証とされている（図7-3）。

気血水の変調に対する治療薬として、順気剤は静的と動的に分類されるが、静的なものでは半夏厚朴湯は実証、釣藤散は中間、甘麦大棗湯は虚証である。動的なものでは柴胡加竜骨牡蠣湯は実証、柴胡桂枝乾姜湯は中間、麦門冬湯は虚証とされる。漢方独特の駆瘀血剤では、大黄牡丹皮湯は実証、桂枝茯苓丸や桃核承気湯は中間、加味逍遙散は虚証として使用している。水毒に対する駆水剤では、分消湯が実証、五苓散や茯苓沢瀉湯は中間、苓桂朮甘湯は虚証としている（図7-4）。

漢方補剤の分類は多岐にわたっている（図7

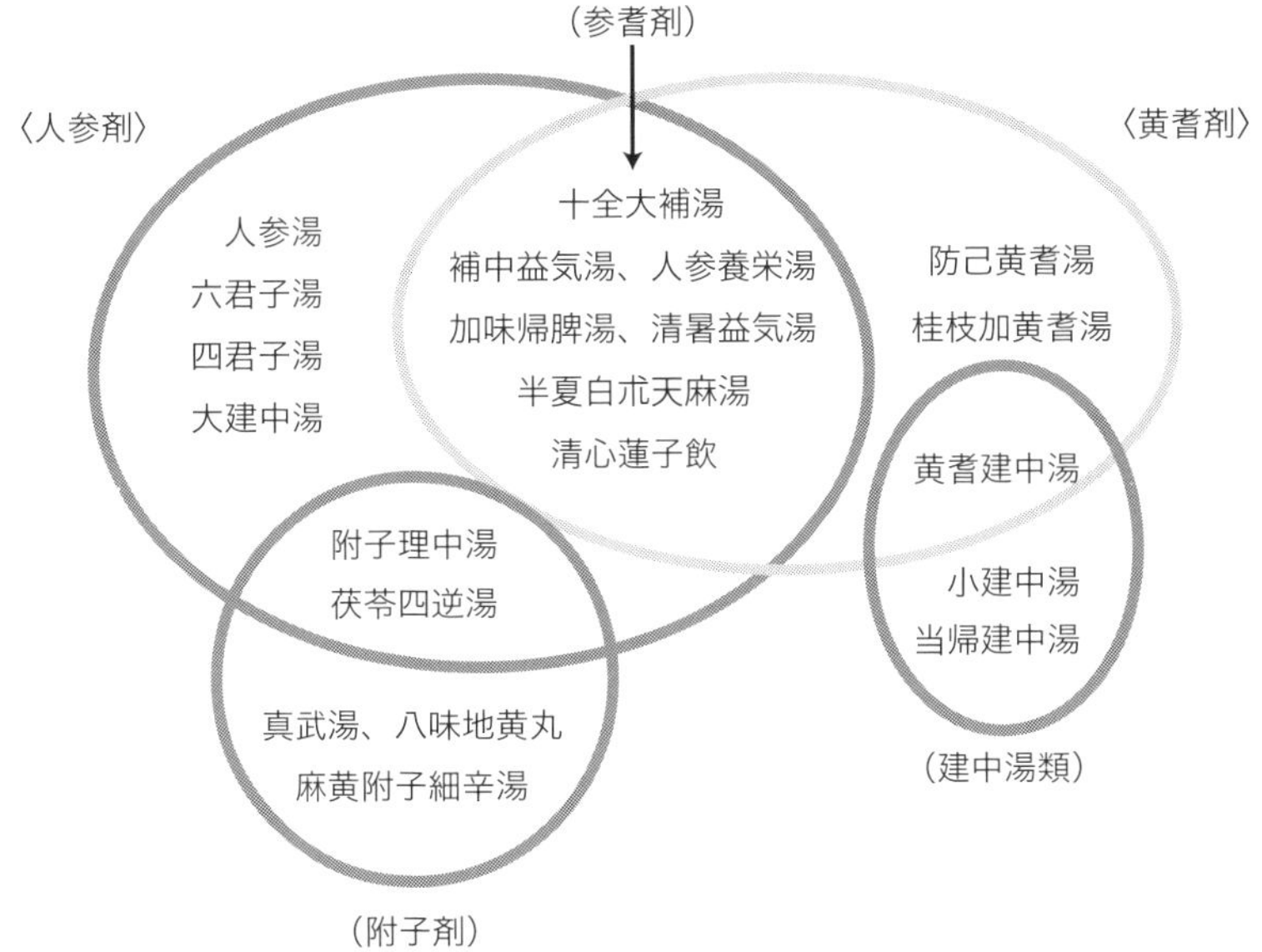

（図7－5　漢方補剤の分類）

①**大建中湯《だいけんちゅうとう》**	腹が冷えて痛み、腹部膨満感があるもの
②**八味地黄丸《はちみじおうがん》**	疲労、倦怠感著しく、尿量減少または頻数、口渇し、手足に交互的に冷感と熱感のあるものの次の諸症：腎炎、糖尿病、陰萎、坐骨神経痛、腰痛、脚気、膀胱カタル、前立腺肥大、高血圧
③**牛車腎気丸《ごしゃじんきがん》**	疲れやすくて、四肢が冷えやすく尿量減少または多尿で時に口渇がある次の諸症：下肢痛、腰痛、しびれ、老人のかすみ目、かゆみ、排尿困難、頻尿、むくみ
④**当帰芍薬散《とうきしゃくやくさん》**	筋肉が一体に軟弱で疲労しやすく、腰脚の冷えやすいものの次の諸症：貧血、倦怠感、更年期障害（頭重、頭痛、めまい、肩こり等）、月経不順、月経困難、不妊症、動悸、慢性腎炎、妊娠中の諸病（浮腫、習慣性流産、痔、腹痛）、脚気、半身不随、心臓弁膜症
⑤**麻黄湯《まおうとう》**	悪寒、発熱、頭痛、腰痛、自然に汗の出ないものの次の諸症：感冒、インフルエンザ（初期のもの）、関節リウマチ、喘息、乳児の鼻閉塞、哺乳困難
⑥**補中益気湯《ほちゅうえっきとう》**	消化機能が衰え、四肢倦怠感著しい虚弱体質者の次の諸症：夏やせ、病後の体力増強、結核症、食欲不振、胃下垂、感冒、痔、脱肛、子宮下垂、陰萎、半身不随、多汗症
⑦**麦門冬湯《ばくもんどうとう》**	痰の切れにくい咳、気管支炎、気管支ぜんそく
⑧**清肺湯《せいはいとう》**	痰の多く出る咳
⑨**桂枝茯苓丸《けいしぶくりょうがん》**	体格はしっかりしていて赤ら顔が多く、腹部は大体充実、下腹部に抵抗のあるものの次の諸症：子宮並びにその付属器の炎症、子宮内膜炎、月経不順、月経困難、帯下、更年期障害（頭痛、めまい、のぼせ、肩こり等）、冷え性、腹膜炎、打撲症、痔疾患、睾丸炎
⑩**帰脾湯《きひとう》**	虚弱体質で血色の悪い人の次の諸症：貧血、不眠症
⑪**半夏厚朴湯《はんげこうぼくとう》**	気分がふさいで、咽喉、食道部に異物感があり、ときに動悸、めまい、嘔気などを伴う次の諸症：不安神経症、神経性胃炎、つわり、せき、しわがれ声、神経性食道狭窄症、不眠症
⑫**桃核承気湯《とうかくじょうきとう》**	比較的体力があり、のぼせて便秘しがちなものの次の諸症：月経不順、月経困難症、月経時や産後の精神不安、腰痛、便秘、高血圧の随伴症状（頭痛、めまい、肩こり）
⑬**温清飲《うんせいいん》**	皮膚の色つやが悪く、のぼせるものに用いる：月経不順、月経困難、血の道症、更年期障害、神経症
⑭**抑肝散《よくかんさん》**	虚弱な体質で神経がたかぶるものの次の諸症：神経症、不眠症、小児夜なき、小児疳症
⑮**加味逍遙散《かみしょうようさん》**	体質虚弱な婦人で肩がこり、疲れやすく、精神不安などの精神神経症状、ときに便秘の傾向のある次の諸症：冷え性、虚弱体質、月経不順、月経困難、更年期障害、血の道症
⑯**清暑益気湯《せいしょえっきとう》**	暑気あたり、暑さによる食欲不振・下痢・全身倦怠、夏やせ
⑰**五苓散《これいさん》**	口渇、尿量減少するものの次の諸症：浮腫、ネフローゼ、二日酔、急性胃腸カタル、下痢、悪心、嘔吐、めまい、胃内停水、頭痛、尿毒症、暑気あたり、糖尿病

（表7－2）　　ツムラ医療用漢方製剤添付文書から抜粋

−5）。漢方薬は、複数の生薬の合剤で数種の症状に対して効能を示すため証に従って処方を必要とするが、現在漢方薬を使用する医師でも四診のみにより診断が可能な医師は数少ない。殊に、脈診や腹診の習得には最低数年にわたり五〇〇〇例近くの臨床経験が必要といわれている。脈診の正確度は六〇％とされ、近代医療の病名に従い適用している。

一二九品目の医療用漢方製剤が薬価収載されている株式会社ツムラでは、その使用法を公表している。そのうち、漢方薬処方をしている医師に最も多く使用されている一七品目の効用を示した（表7−2）。これ以外の使用法でも著効を示す場合もあり、例えば抑肝散は、レビー小体型認知症の幻覚が改善する（1章表1−2）。

和漢薬・漢方薬の近代処方薬との融合のための適応

漢方は心身一体の概念がある。疾病は個々の臓器による病位は用いるが、病名の診断は行わない。病人の証により漢方の証と対応した方剤を処方し、方証の相対性により症状が改善しない場合、および証の変化、即ち症状の改善または増悪によって、方剤の含有生薬の種類や量の調節、さらには、異なる方剤へと臨機応変に変更をする。

漢方の近代化により西洋の近代医療と融合し、補剤や代替薬として漢方薬を近代薬と共に処方する際には、近代西洋医療での病名を使用する必要があるので、主要疾患の分類により漢方や代替医療が有効な疾病名を選択しなければならない。西洋医療は心身二元論に基づいた臓器中心の分類である。原因と反応による分類を示すと①事故で器物による外傷、寒冷、温熱による損傷、気圧変動による損傷など、②病原体による感染症、③自己免疫反応の過敏または不全による炎症性疾患、④生活態度の食餌運動、喫煙、飲酒、薬物摂取、ストレスなどから起こる生活習慣病、⑤環境要因である有害化学物質、大気汚染、水質汚染、雑音、放射能、赤紫外線などによる疾患、⑥再生機能不全の細胞増殖の異常、内外分泌の異常、⑦遺伝子欠陥から生じる先天性奇形や異常蛋白生成、⑧心的要因である精神神経疾患の八種類に大別され、さらに、全身的或いは発生臓器により病名に細分できる（1章表1－2）。

近代医療で現在使用されている約三五〇〇種類の薬剤のうち大半は化学的に合成され、最近では生物学的（バイオ）製品も二〇〇種類前後に及んでいるが、三〇〇種類以上は動植物の生薬から抽出されたものである。主要処方薬の生薬からの抽出の歴史を見ると、一八〇六年に芥子の実から抽出されたモルヒネをはじめとして、一八八七年に長井博士が漢方薬で使用されている麻黄から抽出したエフェドリン、黄連からベルベリン、杏竹桃の樹皮からストロファンチン、一九九〇年代にはイチイから抽出されたタキソールが乳がん治療薬として発売されている。現在でもアマゾンの熱帯雨林の植物や毒蛇などから新薬が作成されており、漢方やアーユルヴェーダなどの東洋の生薬の分析により有効な近代薬が作成される可能性も高い（2章表2－4）。

日本の草木の生薬から主要成分の抽出が決定されているものは30種類以上ある。万葉時代から春の七草は観賞用としても薬草としても使用されており、秋の七草も観賞用であるが一部は薬草でもあった。甘茶や緑茶、現の証拠、千振なども薬草として使用されており、それらの効能は広範に及び、大半は民間薬や漢方薬の成分としても使用されている（５章表５－３）。

樹木の生薬は、漢方が導入される以前から冠婚葬祭などの儀式に用いられるほか、観賞用、生薬として使用され、最近ではその成分も解明されている（５章表５－２）。

民間薬は植物生薬が四八二種、動物生薬九五種、鉱物薬六三種を含めて六四〇種類に及んでおり、これらは単味で煎じて薬として民間で使用されているほか、約一〇〇種類の合成薬として市販されている。そのうち五〇種類は、約四〇社により製造販売されて山崎光夫氏の「日本の名薬」に記述されている（５章表５－４）。

漢方薬の主要生薬で成分が抽出分析され使用量および作用が明確である三十九種類を挙げる（５章表５－１）。そのなかから主な生薬とその成分・使用量・作用を示すと、甘草（グリチルリチン、一・五～八mg、鎮痛、緩和）、黄耆（ブドウ糖、二～六mg、利尿・止汗）、黄芩（バイカリン、一～六mg、解熱、消炎）、桂皮（タンニン、二～四mg、寒気、のぼせ）、柴胡（サイコサポニン、三～九mg、解熱、鎮痛）、人参（サポニン、二～八mg、健胃、強壮）、大黄（アロエエモジン、一～六mg、消炎、下剤）、附子（アコニチン、〇・二～〇・五mg、鎮痛、利尿）などがある。

症状と現代の病名による漢方薬の処方

一、「病は気から」といわれるように、病人でなく健康状態であると近代医療で判定され、精密検査によって器質的な疾患がない場合には、不定愁訴と名づけられる。のぼせ、火照り、冷え性、だるい、疲れやすい、肩こり、腰が常に痛む、頭が重い、元気がない、気が重い、気力がない、眠気が強い、食欲がないなどを臨床医は「気のせい」と称し、症状があるにもかかわらず診断や治療をしないものが多数あるが、漢方では「証」や「気」を重んじているため、古来から漢方薬による治療が行われている。

①のぼせ　桂枝湯（桂枝四、芍薬四、大棗四、生姜四、甘草一）

②火照り　小柴胡湯（柴胡七、半夏五、生姜四、黄芩三、大棗三、人参三、甘草二）と桂枝湯の合剤

③冷え性　当帰四逆湯（当帰三、桂枝三、芍薬三、木通三、細辛二、甘草二、大棗五）

④疲れやすい　半夏白朮天麻湯（半夏三、白朮三、陳皮三、麦芽三、大麻三、生姜三、神麹二、黄耆一・五、人参一・五、沢瀉一・五、黄柏一、当帰三、芍薬三、柴胡三、茯苓三、牡丹皮二、山梔子二、甘草一・五、薄荷一）

⑤肩こり　当帰芍薬散（当帰三、川芎三、芍薬四、茯苓四、白朮四、沢瀉四）

⑥腰痛　小建中湯（桂枝四、生姜四、大棗四、芍薬六、甘草二、膠飴二〇）

⑦頭が重い　加味逍遙散（当帰三、芍薬三、柴胡三、白朮三、茯苓三、生姜二、牡丹皮二、山梔子二、甘草一・五、薄荷一）
⑧元気がない　茯苓四逆湯（柴胡五、芍薬四、枳実二、甘草二、茯苓五）
⑨気が重い　十全大気湯（当帰三、地黄四、茯苓四、大棗二、黄耆四、桂皮二、生姜二、升麻一、甘草一・五、陳皮二）
⑩ストレス　補中益気湯（黄耆五、白朮四、人参四、柴胡二、大棗二、陳皮二、甘草一・五、升麻一、生姜〇・五）
⑪眠気　麻黄湯（麻黄五、杏仁五、桂枝四、甘草一・五）
⑫食欲不振　十全大補湯（当帰三、人参三、黄耆三、白朮三、茯苓三、芍薬三、熟地黄三、川芎三、桂枝三、甘草二）

二、炎症性疾患は、自己免疫反応の変調によるアレルギー反応である。その機序が解明されるまでは漢方薬が免疫力の抑制のための悪性腫瘍の治療に使用されるほかに、免疫抑制剤や副腎皮質ホルモンが治療に使われていた。最近になりバイオ製剤の発達により分子標的薬が開発されて根本的な治療が可能となったが、いまだに内服薬がないため頻回の通院を余儀なくされるうえ、高価で副作用が強いのと標的薬であるため的中せず、所期の効果が得られない症例もある。漢方薬は安価なうえ、副作用が少ないので臨床医および患者に人気があり有効な方剤も多い（表７－

3）。

漢方薬の免疫系に対する薬効については、野本亀久雄氏が人参養栄湯（地黄四、当帰四、白朮四、茯苓四、人参四、桂枝二・五、遠志二、芍薬二、陳皮二、黄耆二、甘草一、五味子一）が骨髄幹細胞に働き、補中益気湯がT細胞に働くとしている。葛根湯および小柴胡湯は初期の防衛系である好中球や飽食細胞およびNK細胞に働くとの研究が行われており、これらの生薬成分のいずれが免疫力の増強や抑制に対して有効であるかの研究が必要と思われる（図7－6）。

①じんましん　桂枝湯と麻黄湯

外的刺激因子 →	*CYTOKINE生産 →	*自己免疫反応 →	*反応細胞
感染 細菌、ウイルス等 **外傷（多臓器不全）** **慢性疾患** 生活習慣病、悪性疾患等 **化学薬品** 排気ガス、アスベスト ダイオキシン等 **医薬品** β遮断剤、キノロン 筋肉弛緩剤、リチウム等 **塵埃** 花粉、カビ胞子等 **精神的ストレス** **環境ホルモン**	IL1、IL6、IL18等 MONOCLONAL抗体 TNFα （腫瘍壊死因子） ↑ ANKIRORA （ANKIRA） ENTERCEPT （ENBREL） INFLIXIMAB （REMICAIDE） ADALUMIMAB （HUMIRA）	**IgE産生上昇** ↑ **血漿透析** **免疫性変換薬** INTERFERONα CORTICOSTEROID **免疫抑制剤** AZATIOPINE （IMURAN） CYCLOSPORIN （SANDIMMUN） TRICROLIMOS （PROGRAF） LEFLUMIDE （AVARA）	**T細胞リンパ球** **CD4、CD8** **B細胞リンパ球** **抗体産生細胞（APC）** **組織増殖細胞** 上皮細胞 結締織細胞 膠原細胞 滑液膜細胞 繊維細胞等 **組織破壊細胞** 軟骨破壊細胞 神経側索破壊細胞 ↑ ALEFACEPT EFALIZUMAB

臓器	*皮膚	*粘膜	*関節	神経	肺臓	心臓	甲状腺	膵臓	肝臓	腎臓	腸管	子宮	乳房	*全身
炎症性疾患	花粉症 うるしかぶれ アレルギー性皮膚炎 手掌角化症 *アトピー性皮膚炎 紅斑性狼瘡 皮膚硬化症 魚鱗症 天疱瘡	アレルギー性結膜炎 *アレルギー性鼻炎	リウマチ関節炎	筋無力症 多発性硬化症（M・S）	*アレルギー性喘息 *サルコイドーシス（類肉腫症） 肺線維症	川崎病　心筋症	橋本甲状腺炎	小児脂肪便症（セリアック病） 慢性膵臓炎 1型糖尿病	肝硬変	妊娠中毒症（子癇） *アレルギー性腎炎 ネフローゼ（腎症）	*潰瘍性大腸炎 *クローン病	頸管乳嘴腫	マストパチー（乳腺症）	外傷性ショック アナフィラキシーショック *慢性疲労症

（表7－3　漢方補剤の分類）　　*代替医療治療可能

（麻黄五、杏仁五、桂皮四、甘草一・五）

②皮膚掻痒症　大青竜湯（半夏六、麻黄三、芍薬三、乾姜三、甘草三、柴胡三、桂枝三、細辛三、五味二）

③アレルギー性皮膚炎　十味敗毒湯（柴胡二、桜皮二、桔梗二、生姜二、川芎二、茯苓二、独活一・五、防風一・五、甘草一、荊芥一）

④花粉症　小柴胡湯、小青竜湯、防風通聖散など。

⑤気管支喘息　大柴胡湯（柴胡六、半夏四、生姜四、黄芩三、芍薬三、大棗三、枳実二、大黄一）、麻杏甘石湯（麻黄四、杏仁三、甘草二、石膏一〇）など

⑥リウマチ性関節炎　小建中湯、葛根湯（葛根六、麻黄三、生姜四、桂枝三、芍薬二、甘草二）、防風通聖散（当帰一・二、芍薬一・二、川芎一・二、梔子一・二、連翹一・二、薄荷一・二、生姜一・二、荊芥一・二、防風一・二、麻黄一・二、大黄一・五、芒硝一・五、桔梗二、黄芩二、石膏二、甘草二、滑石三）など

漢方の発達した時代には平均年齢は五十歳前後であったた

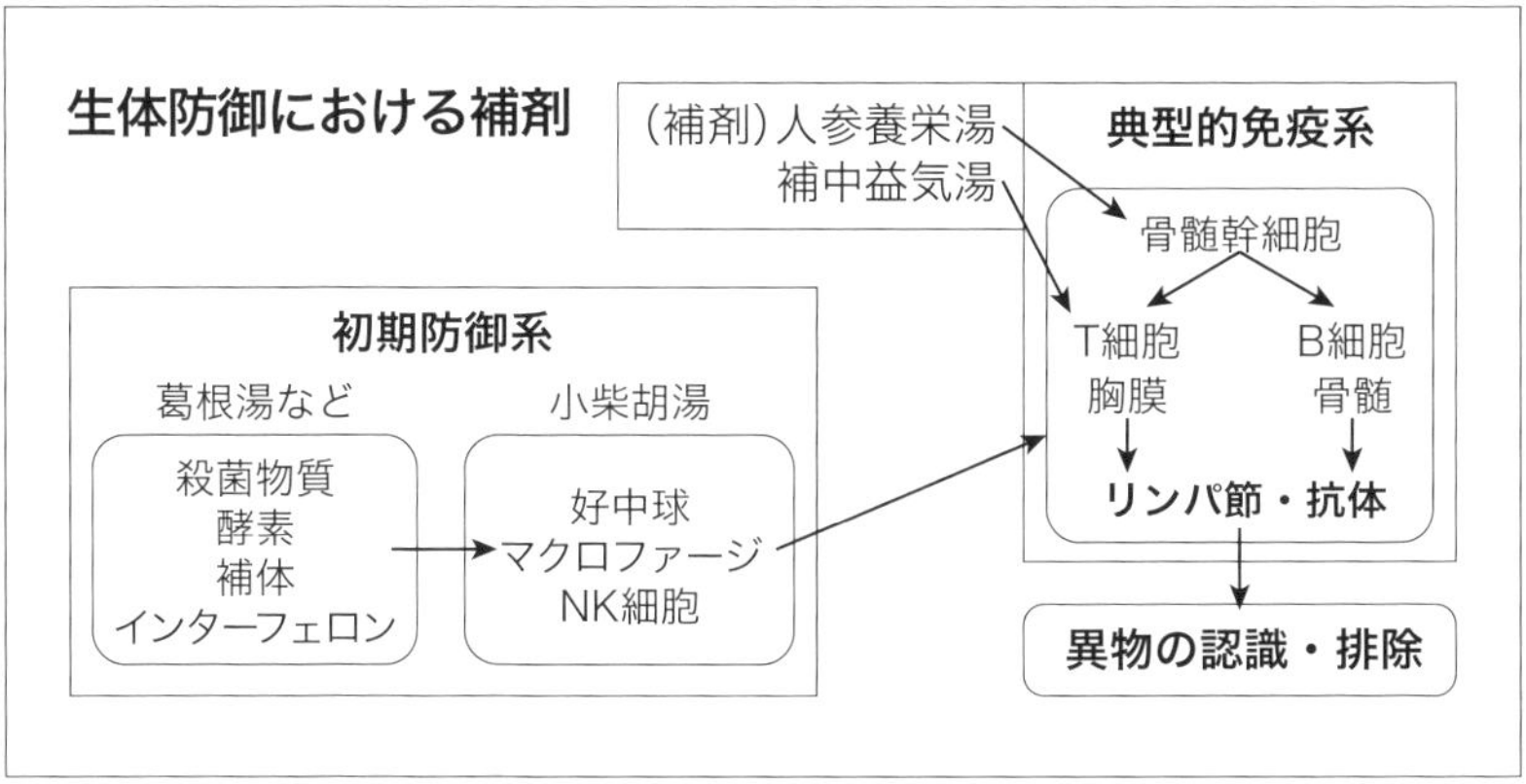

（図7－6　生体防御における補剤）　野本亀久雄原図より改編

め、変性疾患とされる血管硬化による心臓血管疾患は少なく、若年者の胃腸疾患、泌尿器疾患、婦人病に対する有効な方剤が大半であった。

三、胃腸疾患では、不摂生、機能不全、変調による疾患には有効であるが、胃潰瘍、十二指腸潰瘍には抗ピロリ菌剤、酸分泌抑制剤を、感染病原体による肝炎や胃腸疾患には、抗生物質を使用すべきで、ウイルスの疾患には根治的な薬剤はない。さらに早期の悪性腫瘍による胃がん、大腸がんや胆石、横隔膜ヘルニアなどの器質的疾患には手術を適用すべきである。

①胃炎　大黄牡丹皮湯（大黄四、桃仁四、牡丹皮四、芒硝四、冬瓜子六）、小青竜湯、五苓散（沢瀉六、茯苓三、朮三、桂枝三）など

②胃アトニー症　桂枝加芍薬大黄湯（桂枝湯に芍薬六、大黄一を加えたもの）、小半夏加茯苓湯（半夏六、生姜六、茯苓五）など

③胃酸過多症　半夏厚朴湯（半夏六、茯苓五、生姜四、厚朴三、蘇葉二）、小青竜湯、五積散（蒼朮二、陳皮二、茯苓二、白朮二・八、半夏二、当帰二、厚朴一、芍薬一、川芎一、白芷一、枳殻一、桔梗一、乾姜一、桂枝一、麻黄一、大棗一、生姜一、甘草一）

④肝機能障害　茵蔯蒿湯（茵蔯蒿四、山梔子三、大黄一）、梔子豉湯（山梔子三、香豉四）、小建中湯など。

⑤便秘　大黄牡丹皮湯（大黄四、桃仁四、牡丹皮四、芒硝四、冬瓜子六）、大承気湯（厚朴五、

枳実三、芒硝三、大黄二）

四、泌尿器疾患は、アレルギーや神経的なものが関連していると思われる疾患には漢方薬の効果がみられるが、感染、結石や悪性腫瘍などの器質的疾患に対しては、近代医療による抗生物質や外科的治療が必要である。

①腎炎・ネフローゼ　柴苓湯（五苓散と小柴胡湯の合剤）、柴胡桂枝乾姜湯（柴胡六、桂枝三、瓜呂根三、黄芩三、牡蠣三、乾姜二、甘草二）など。

②前立腺肥大症　近代薬で優れたものもあるが、漢方薬では八味地黄丸（乾地黄五、山茱萸三、山薬三、沢瀉三、茯苓三、牡丹皮三、桂枝三、附子〇・五）、半夏厚朴湯など。

③発作性（痙攣性）頻尿　小建中湯、防風通聖散など。

五、婦人科疾患に対しては、腫瘍や感染症など器質的疾患以外の障碍があるものには古来から種々の漢方薬がある。

①月経不順　半夏厚朴湯、真武湯、加味逍遙散、苓桂朮甘湯（茯苓六、桂枝四、蒼朮三、甘草二）、三黄瀉心湯（大黄二、黄芩一、黄連一）、香蘇散（香附子四、陳皮二・五、生姜三、蘇葉二、甘草一）など。

②不妊症　当帰建中湯（小建中湯から膠飴を除き当帰四を加えたもの）、竜胆瀉肝湯（当帰五、

地黄五、木通五、黄芩三、沢瀉三、車前子三、竜胆一・五、山梔子一・五、甘草一・五）など。

③更年期障害　半夏厚朴湯、桂枝加竜骨牡蠣湯（桂枝四、芍薬四、大棗四、生姜四、竜骨三、牡蠣三、甘草二）、黄連解毒湯（黄芩三、梔子二、黄連一・五、黄柏一・五）など。

六、生活習慣病の初期でメタボリックシンドローム（代謝障害）の高血圧症、高脂血症、肥満症には、症状の改善や進行を防止するのに漢方薬が有効なものもある。

①高血圧症　黄連解毒湯（黄芩三、梔子二、黄連一・五、黄柏一・五）、大青竜湯、半夏白朮天麻湯、真武湯、防風通聖散など。

②高脂血症には、八味丸（乾地黄五、山茱萸三、沢瀉三、茯苓三、牡丹皮三、桂皮一、附子〇・五）、防風通聖散、白虎湯（知母五、糠米八、石膏一五、甘草二）など。

③肥満　大柴胡湯、防風通聖散、柴胡解毒湯（黄連解毒湯と小柴胡湯の合剤）など。

④発作性頻脈などの心悸亢進　小建中湯と防風通聖散など。

七、精神病に対しては、東洋医療では五世紀頃より心身一体で心は体に宿るとの概念から方剤や瞑想による精神統一、気功、太極拳などによる治療が行われていた。西洋医療では心身二元論であったので精神は別個とされ、十九世紀半ばまで精神障害者は隔離されていたが、ピネーにより解放され、フロイドにより精神分析による治療が導入された。五十年ほど前から化学薬品による治療が行われ始めたが、鎮静剤や抗鬱剤の乱用および過剰投与により認知症やうつ病の病状が悪化する場合もある。漢方薬では十三世紀頃からの方剤がある。近代薬の補剤として使用し、禅による瞑想などの精神修養も取り入れ日本独自の精神病治療法を確立すべきである。

①うつ病　大承気湯、小承気湯（厚朴三、大黄二、枳実二）、麻子仁丸（麻子仁五、大黄四、枳実二、杏仁二、厚朴二、芍薬二）、酸棗仁湯（酸棗仁一〇、茯苓五、川芎五、知母三、甘草二）

②認知症　柴胡加竜骨牡蠣湯、抑肝散（蒼朮四、茯苓四、川芎三、釣藤三、当帰三、柴胡二、甘草一・五）、釣藤散（石膏五、陳皮三、釣藤三、麦門冬三、半夏三、茯苓三、菊花二、人参二、防風二、甘草一、生姜〇・五）など。

③統合失調症　桂枝加竜骨牡蠣湯、桃核承気湯（桃仁五、桂枝四、大黄三、芒硝二、甘草一・五）、大承気湯、三黄瀉心湯（大黄二、黄芩一、黄連一）など。

④躁うつ病　三黄瀉心湯、黄連解毒湯、柴胡加竜骨牡蠣湯など。

⑤癲癇　黄連解毒湯、桂枝加竜骨牡蠣湯、甘麦大棗湯（甘草五、大棗六、小麦二〇）など。

第8章　漢方・和漢薬によるがん患者への対策

がん治療と漢方・和漢薬

悪性腫瘍は、約十数年前より前がん状態から早期がん、進行がん、転移がんへの進行機序が解明された。遺伝因子、刺激因子が前がん状態に強く影響し、早期がんには栄養血管の造成、免疫力による抵抗が起こる。抵抗力が低下すると次第に進行がんとして転移を起こし全身に播種することが判明したため、免疫力の助成のため近年では再びがん予防ワクチンや治療ワクチンの研究が盛んとなった。

近代医療では、局所集中放射線療法が外科手術とともに使用されているが、化学療法には全身的にがん細胞の増殖を抑制する薬剤のほか、分子標的治療薬もある。しかし高価で副作用も強いうえ、延命期間も短期間にすぎず、患者に対する苦痛や体力の消耗も著しいので、末期患

前がん	早期がん	進行がん	転移がん	全身播種がん
細胞変異 遺伝子因子 刺激因子	局所局限 細胞増殖 *血管造成	局所浸潤 *免疫力発現 がん促進因子	局所転移 リンパ性転移 がん抑制因子	遠隔転移 血行性播種 *免疫力低下
↑	↑	↑	↑	↑
生体検査	局所外科的切除 内視鏡的切除 レーザー焼灼 フォトダイナミック療法	広汎切除 限局放射療法	廓清手術 化学療法 放射線療法	化学療法 ワクチン療法 ホスピスケア

臓器	皮膚	骨格	脳	口腔	甲状腺	消化器	膵臓	肝臓	泌尿器	呼吸器	女性性器	乳房	男性性器
悪性腫瘍	黒色肉腫 皮膚がん	骨肉腫 骨髄がん	脳膜腫 脳腫瘍	副鼻腔がん 顎骨がん 舌がん 喉頭がん	甲状腺がん	直腸がん 大腸がん 食道がん 胃がん	膵乳頭がん 膵臓がん	胆管がん 肝臓がん	ハイパーネフローマ 腎臓がん	メゾテリオーマ 気管支がん 肺がん	卵巣がん 子宮体がん 子宮頸がん	乳腺がん	前立腺がん 陰茎がん セミノーマ

(表8−1　悪性腫瘍の進行機序、治療と臓器別分類)　*代替医療治療可能

者には緩和治療に漢方を併用することが望ましい場合も多い（表8―1）。

漢方では、全身の免疫力や気力および体力を増進するための補材が星野恵津夫氏により提唱され、「癌証」の精神ストレスに対し補中益気湯、気力体力の低下に対し十全大補湯、体力消耗に対し人参養栄湯、全身衰弱に対し茯苓四逆湯が用いられ、効果を挙げている。この療法は近代医療でのがん治療の早期発見、早期手術の原則を妨げるものでなく免疫力や体力、気力の低下に対しての補剤であると周時に、進行がんや転移がんに対する緩和治療として用いるべきである（表8―2）。

第1選択

「補中益気湯」　がんと診断された結果、精神的ストレスを受けて、抑うつ状態となった場合。体力は十分保たれ、通常の生活が可能(PS＊:0-1)。

PS＊＝身体の活動性

↓

第2選択

「十全大補湯」　がんが進行し、あるいはがんの治療によって、徐々に体力が低下してきた場合(PS:1-2)。精神的には落ち着きを取り戻している。

↓

第3選択

「人参養栄湯」　体力が消耗し、全身倦怠感が強く、横になっている時間が長くなった状態(PS:2-3)。少し動くと咳や息切れなどが出現。

↓

第4選択

「茯苓四逆湯」　全身衰弱が強くなり、ほとんど横になって過ごすようになった状態(PS:3-4)。冷えや下痢が強く、不穏などの精神症状も出現。

参考資料:「漢方で劇的に変わるがん治療」星野恵津夫著

（表8−2　「癌証―がん患者に見られる生体システムの失調」の基本的治療）

がん治療には術後の副作用や化学療法および放射線療法による副作用とされる有害事象が発生する。漢方方剤では薬効があり、全身倦怠感に対しては補中益気湯・人参養栄湯・十全大補湯などが、食欲不振、悪心、嘔吐に対しては四君子湯・

人参湯などが、免疫機能低下に対しては八味地黄丸・四物湯（当帰四、芍薬四、川芎四、地黄四）などが、放射線肺臓炎に対しては人参湯・養栄湯・柴朴湯（柴胡七、半夏六、茯苓五、黄芩三、厚朴三、大棗三、人参三、甘草二、紫蘇葉二、生姜〇・五）などが、放射線直腸炎に対しては十全大補湯・小柴胡湯・三黄瀉心湯などが、粘膜炎に対しては茵蔯五苓散（沢瀉五、猪苓四・五、茯苓四・五、蒼朮四・五、桂枝三）、半夏厚朴湯などが効果があると、竹川佳宏氏が「漢方と最新治療」に記している（表8-3）。

その他、外傷による打撲、火傷、裂傷、骨折などや先天性の障害および感染症に対しては、漢方薬の効力はほとんどないので西洋近代医療に依存するべきである。なお、漢方薬が効力を発揮するには比較的長時間が必要であり長期の服用を要する。

以上の記述で分かるように、漢方薬は「証」により一種類の方剤が種々の症状や疾病に使用される。生薬の成

全身倦怠感	補中益気湯（補気剤）、 十全大補湯（気血双補剤）、 人参養栄湯（気血双補剤）
造血機能低下 （白血球数減少、 血小板数減少）	十全大補湯
消化器機能低下 （食欲不振、悪心、 嘔吐）	四君子湯（補気剤）、 六君子湯（補益、化痰剤）、 人参湯（温裏剤）
肝機能障害	小柴胡湯（涼性解表剤）、 茵陳蒿湯（清熱利湿剤）
粘膜反応 口腔・咽頭粘膜炎	人参湯、 茵陳五苓散（清熱利湿剤）、 白虎加人参湯（滋陰剤）
咽頭・食道粘膜炎	柴朴湯（理気剤）、 半夏厚朴湯（理気剤）
気管・気管支炎	人参養栄湯、柴朴湯
腸炎	柴苓湯（涼性解表剤）、 半夏瀉心湯（清熱燥湿剤）
膀胱炎	猪苓湯合四物湯（清熱利湿剤）

免疫機能低下	四君子湯、補中益気湯、 四物湯（補血剤）、 六味丸（滋陰剤）、 八味地黄丸（温裏補陽剤）
更年期障害	桂枝茯苓丸（化痰剤）、 桂枝加竜骨牡蠣湯（温性解表剤）、 加味逍遙散（涼性解表剤）
放射線肺臓炎	人参養栄湯、柴朴湯、 猪苓湯合四物湯
放射線直腸炎	十全大補湯、小柴胡湯、 三黄瀉心湯（清熱燥湿剤）
リンパ流障害 （浮腫）	五苓散（利水瀉湿剤）、 柴苓湯、 真武湯（温裏補陽剤）
神経症状 （しびれ）	牛車腎気丸（温裏補陽剤）
イレウス	大建中湯（温裏剤）
筋肉痛、疝痛	芍薬甘草湯（その他）
ヘルペス	十全大補湯、 黄連解毒湯（清熱燥湿剤）

（表8−3　がん治療に伴う有害事象の予防・治療と漢方方剤）
参考資料：「漢方と最新治療」世論時報社

分も症状や疾病の進展に対応して加減し一律ではないので、その使用法の習得は漢方による診療に長年にわたり従事する必要がある。臨床医による短期の処方は有効の場合もあるがかえって害を与える可能性も高い。附子はトリカブトのアコニチンという毒性の強い成分があるので、最小限度の〇・二㎎から投与し、病状により容量を増加することが肝要である。麻黄の大量使用では副作用が報告されており、竜骨は貴重なマンモスの化石から採取したもので使用は禁止されている。下薬とされる動物性や鉱物性の混合剤の使用は毒性が強いので注意が必要であり、米国ではエフェドリンを含む麻黄の市販はその危険から禁止されている。

まとめ

東洋医療の漢方は、西洋近代医療の臓器中心の医療と異なり心身一体の治療を行う。診断や治療が行われない領域の未病、不定愁訴、および悪性腫瘍末期患者の緩和治療や化学療法、放射線療法の副作用に対する治療法があるので、古来からの概念を近代化することによって近代医療との融合が望まれる。漢方薬は東洋医療のうちで最も優れており、生薬の薬効成分も日本の優れた薬学者によって分析が進んでいる。漢方薬および和漢薬のさらなる改善と発展には、中医学やアーユルヴェーダなどの優れた生薬を活用することが必要である。

また、漢方医は現在開業権を認められていないため、このままでは漢方の発展が阻害される。

開業権のある近代医師による即席の処方では、漢方が日本の民族医療として中医学、やアーユルヴェーダなどの東洋医療を主導する使命を果たすのは難しいだろう。近代的基礎医学と医療倫理を修得できる三年制プレメディカル、または理科系大学を終了後に新設の五年制の漢方大学を卒業させ、漢方と近代医学を融合して、臨床研修後に医師国家試験合格者に漢方医として開業を認めることが将来の漢方の健全な発展にとって必要である。

第9章　補助食品

日本における補助食品のあり方

　最近、日本でも補助食品（サプリメント）の利用が盛んになった。民間では半数近くの人が現在も補助食品を摂取しており、残りの半数以上は過去に利用経験がある（図9－1）。多くの開業医も補助食品の必要性を認め始めている。利用者のうち漢方薬を含めた薬用植物（生薬）を利用している者は約15％を占め、「サプリメント」と一般に呼称されている補助食品の製剤（粉末剤、顆粒剤、錠剤、カプセル、ドリンクなど）の利

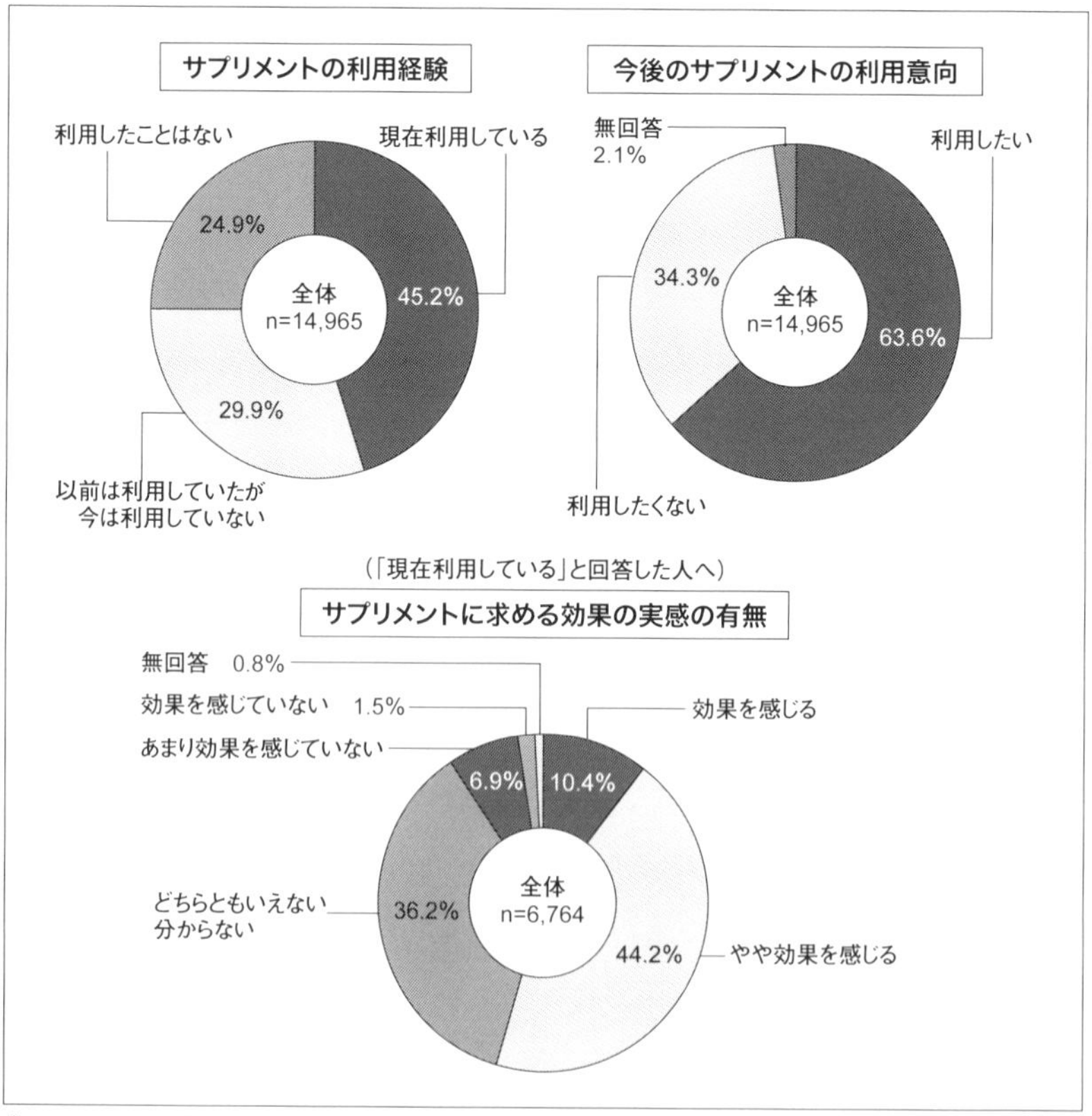

（図9－1　サプリメントの利用）　（医療・医療経営統計データ集2010年版より）

用者は10％、そのほか水溶性のビタミンB_1・B_2・B_6・B_{12}・Ｂコンプレックス、ビタミンC、ナイアシン、ビタミンK、油性のビタミンA、ビタミンD、ビタミンEは約30％、ミネラル（カリウム、カルシウム）が20％、それ以外にも深海水からのクロライド、希少金属のマンガン、モリブデン、重金属の金、銅、亜鉛、鉄、植物性の花弁、根茎、キノコ、樹脂、樹皮、動物性の蛋白質、必須アミノ酸、ミツバチの花粉、乳製品、魚油、牡蠣、牛の胆石、鮫の軟骨などが利用されている。

これらの一部は、「特定保健用食品（トクホ）」として認可されており、栄養成分含有量と機能の表記を必要とする。しかし、その他の市販の栄養補助食品は、処方製剤と異なり摂取量および効能の規定がないため、過度の摂取による健康への影響に対して注意を喚起する表示が義務付けられている。現在、特定保健用食品として市販を許可されているものは約８５０種類に上る。「トクホ」以外の機能性食品も含めると、ビタミン剤とミネラルが12種類ずつで、そのほかに効力が明らかになっているものは１３０種類前後しかないので、適当な用量、副作用や相乗拮抗作用などに関する研究が不十分な製品も多く、その摂取による健康への悪影響、さらには死亡例すら報告されている。そのうえ、効力のない製品が法外な値段で販売されている例も少なくない。

世界における代替医療の現状

ＷＨＯが２００３年に１９２カ国を調査したところによると、半数近くの85カ国の国民医療費は１人当たり１００ドル未満であり、同数の国で２０００ドル未満。わずか22の先進国でのみ２０００ドル以上である（図９-２）。世界人口の70％は近代医療の恩恵に十分浴することができず、民俗医療である祈祷、迷信のほか生薬、整体術、鍼灸、温泉、マッサージなどの代替医療に依存せざるを得ない。そのうち最も効果的なのは、薬草由来の伝統的な生薬である。

開発途上国での代替医療の利用頻度をみると、エチオピアが90％と最も高い。同国では近代医療・介護施設は限られており、心臓病専門医ですら民俗伝統医療の診療所を経営していて、同国の保健相は「近代的医療は国民の健康維持に必要ない」との声明を出していた。しかし、若年で産道の狭い産婦が多いため尿瘻や尿瘻の閉鎖術が必要で、オーストラリアの医師によって瘻孔（fistula）病院が首都アディスアベバ近郊に設立された。毎年、全国から来る１５００人前後の患者を無料で治療しているという現状がある。先進国から

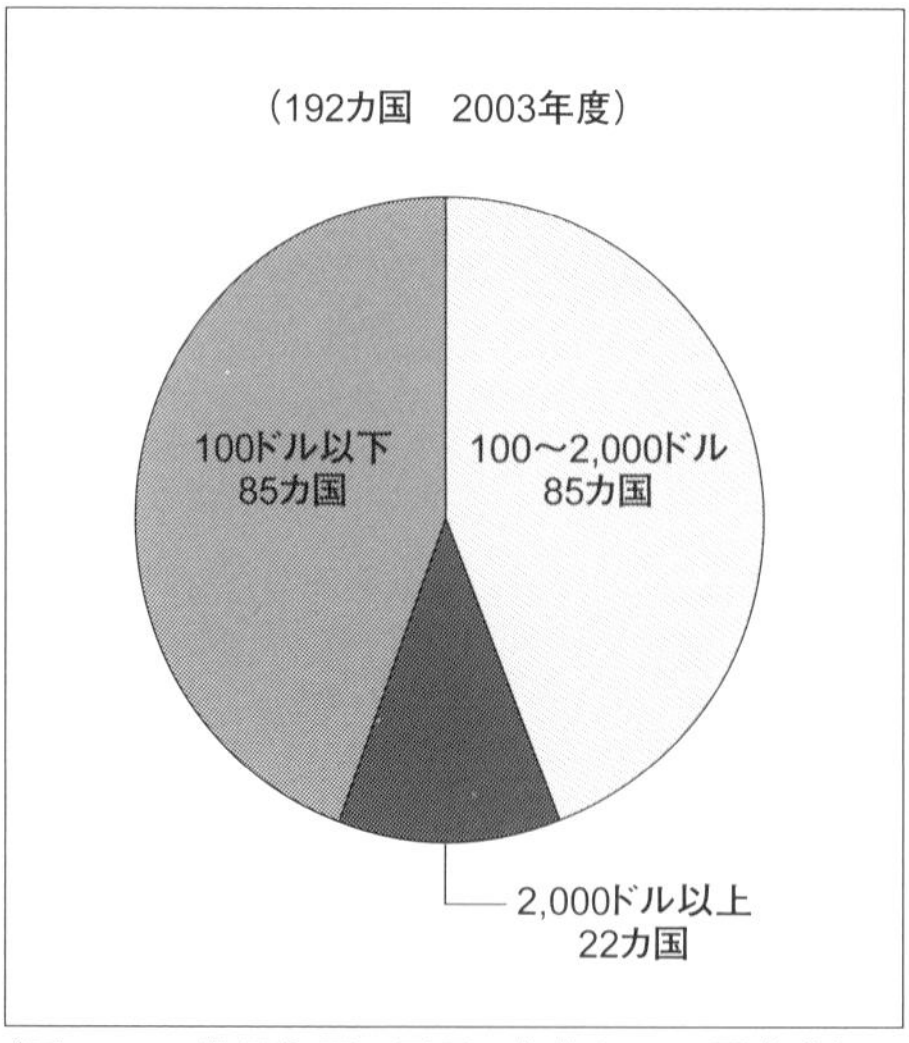

（図9－2　世界各国の国民1人当たりの医療費）
（WHO：World Health Report）

の援助で有床診療所を田園地域に建設し、医師、看護師などの医療従事者を派遣して予防、一般診療に専念させている。しかし、民族固有の信仰を損なう異教の強制や高額な先進医療の施行よりも、むしろ感染予防のワクチンの補給、感染症治療のための抗生物質の供給、不足しているビタミン剤や有効で安価な補助食品の支給、代替医療士の派遣、安全な飲料水と基本的食品の提供のほうが、エチオピア国民の健康・福祉の維持には有用である。それが現地に即した融合医療というものである。

サハラ以南のアフリカの大半の開発途上国でも同様であり、ベニンとジンバブエで80％、ルワンダ、ケニアは70％、ウガンダとタンザニアでは60％という代替医療利用率である。アジア・ユーラシアではベトナム、カンボジア、ミャンマー、パキスタン、アフガニスタン、ウズベキスタン、アルメニアなど、南米ではパラグアイ、ペルー、コロンビア、ベネズエラ、中米のホンジュラスなどでも、人口の60％が民俗伝統医療に依存している。エイズや結核の蔓延も激しいので、エチオピアの場合と同様、先進国による介入と援助が人道上欠かせない。

新興国であるロシア、モンゴル、中国、インド、ルーマニア、南アフリカ、エジプトなどでも、田園地域および一部の都市では近代医療が行き渡っておらず、民俗伝統医療の祈祷や生薬など代替医療に依存しているが、南アフリカの伝統医療師「サンゴマ」などは近代医療機関と密接な関係を保ち、エイズなどの感染症や悪性腫瘍の場合は患者を速やかに紹介している。代替医療では診療不可能とされている疾病では、無駄な治療によって回復の機会を逸することは避けるべきである。

先進国でも、代替医療および補助食品は三十数年前から次第に普及しており、それらの利点を近代医療に取り入れての統合医療の確立の必要性も、次第に認識されつつある。代替医療の利用率はカナダで70％と最も高く、イギリス、ドイツ、フランス、イタリアでは50％台、日本と米国はそれに次いで45％、北欧3国およびバルト3国でも30％以上となっている。利用者の大半は高額な近代医療を享受する余裕のない者、全人的（holistic）な医療を求めて東洋医療を信奉する者だが、近代医療に飽き足りない患者、近代医療から見放されたり、疾病の末期で絶望的になったりした患者もいる。安価で有効な漢方薬や生薬ビタミン剤ホルモン剤などの補助食品を使用することもあるが、高価で効力に疑問がありながら使用している場合も多い。

日本における補助食品の利用者は、45％であり、以前に利用していた者は30％に上ることは先にも触れた。また将来利用したいと思っている者が63％に及んでいる。しかし、そのうち効果を十分に感じている者は10％にすぎず、「やや効果を感じている」者が44％と、利用者の約半数は補助食品の効果に疑問を感じているということが分かる（図9-1）。

これは、日本で市販されている補助食品のなかには、漢方薬や一部の生薬、ビタミン剤などで公的に承認されているものは別として、効力が不明で不確実なものがあるためと思われる。今後の研究の推進と製造会社の自主規制が必要である。

世界における補助食品規制の歴史と現状

先進国ではドイツが、１９７８年に生薬に関する委員会を連邦保健省（Bundesgesundheitsamt）下に創設し、薬草の安全性と効力について、開業医の報告書に重点を置き文献で補充し「理屈に合った確実性」の方針を確立した。生薬に関する単行本も発刊された。米国、イギリス、フランスで承認されている、薬効が確実と考えられるものは保険支払い適用としたため、生薬は普及し、ドイツの製薬会社は生薬の原材料をエチオピア、ケニアなどで大量に栽培させて輸入しており、そうした国々の収入に貢献しているという。そのほか、フランスと同様に、ドイツ国内の薬局はホメオパシーの希釈薬を常備薬として保持することが義務化されている。

米国では、国民の健康的な食生活に向けた教育を徹底するため、58年に「国民食事相談所」によって4等分されて提示されていた健康食品摂取量が91年に農務省によってピラミッド型に改定された。主食のパン、麺類、米・穀物類は6～11奉仕単位（servings）とし、野菜類は3～5奉仕単位、果物が2～4奉仕単位、青物や繊維質の摂取量を増加させている。牛乳、チーズ、乳製品が2～3奉仕単位ほど、牛肉などの肉類、鶏肉、魚、卵、豆類も2～3奉仕単位と、蛋白性食品の摂取は減少させられている。また、甘味、油、脂肪などを含む嗜好物は極力避けることが推奨され始めた（図9-3）。

94年には「補助食品健康教育条例（Dietary Supplements Health and Education Act;

DSHEA）」が発効した。①補助食品に関する科学的情報を利用し製品の効果に関する情報を消費者に与えることを許可して、補助食品の入手を容易にする、②補助食品に不正な混合物があったり安全でなかったりする場合の証明の義務は政府にあり、証拠を連邦法廷に提出しなければならない、③補助食品の機能や構造の説明には免責条項を付け加えなければならない、などといったことがうたわれている。ただし、3番目の点については米食品医薬品局（FDA）では評価されていない。製品が診断、治療、治癒、疾病予防を意図しているものではない、と明記することが義務付けられているのである。

同時に、補助食品の種類としては、ビタミン、ミネラル、薬草および植物製品、アミノ酸、食事摂取量を増加させる補助食品（臓器・内分泌腺からの酵素、組織など）、濃縮された代謝産物の成分および抽出物と規定されている。

DSHEAに対して、FDAは98年に「新規則は補助食品製造者に疑わしい主張の余地を与え、消費者に対して病状に効果がなく、悪化を招き、実際には害のある製品を使用することを奨励す

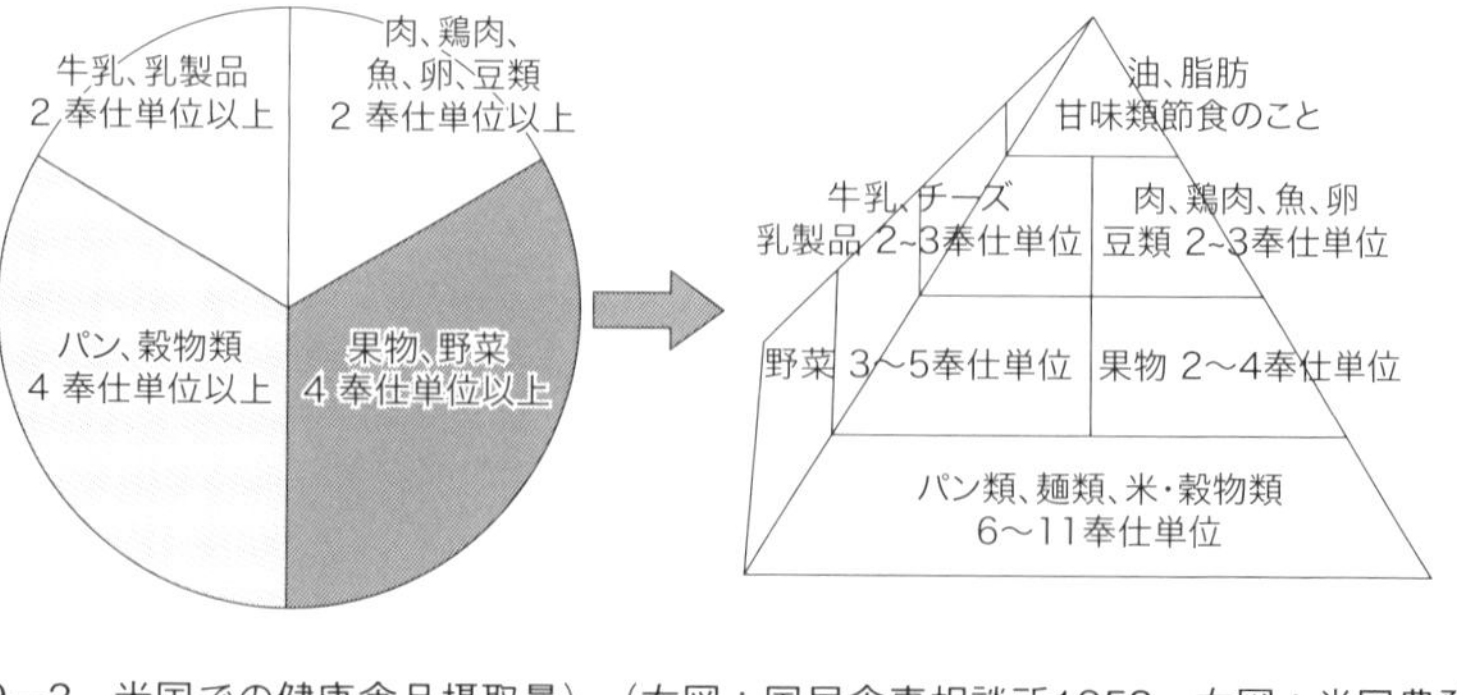

（図9−3　米国での健康食品摂取量）（左図：国民食事相談所1958、右図：米国農務省1991）

るものだ」と批判している。

しかし、ＦＤＡの本来の役割は食品、医薬品、医療器具の管理である。補助食品は「食品」として規定されたために、有効成分、有意性、均衡性および１日の必要摂取量を規定させることはできるが、薬品としてＦＤＡが規制することはできない（表９－１）。したがって、製造者は補助食品の市販前にＦＤＡに登録する義務はないが、製品に真実の表示をしなければならないとされており、誤解を招くような表示は禁止されている。市販後には、安全性を確保するために副作用の自主的な報告が義務付けられている。製品の表示、主張、包装内の説明書、添付文書などを監視する責任がＦＤＡにはある。

分野＼レベル	分子	細胞	実験動物		臨床データ 第一相	臨床治験 第二相	第三相	市販承認	市販後監視
薬品開発	構造機能	有効性 安全性	有効性 安全性 無毒性 ※GLP ※GMP	※IND ※ISO9001	有効性 安全性 ※IC ※IRB 摂取量	定量 安全性 臨床検査	性 年齢 定量 効果予測	安全性 承認作業 新薬承認	承認取消 副作用 ※DUR
食品開発	有効成分	優意性 安全性	安全性 有効性 バランス		1日必要摂取量			日常食品 伝統食品 新規食品	
医療機器開発	機材材料	生体適合性 無害性	※GLP ※GMP 有効性 安全性	510K ※IDE	※IC ※IRB 有効性 安全性	無害 安全性	耐久性 安全性	承認新器具 有効性	事故報告 承認取消 機能不全
分野＼レベル	素材	組織	実験動物		第一相 臨床データ	第二相 臨床治験	第三相	市販承認	市販後監視

注：*IC—informed consent *IND—investigational new drug *IDE—investigational device exempt *DUR—drug users' report *IRB—internal review board *GLP—good laboratory practice *GMP—good manufacture practice *ISO—International Standard Organization

（表9－1　薬品・食品・医療機器開発の過程）

２０００年ごろ、生活習慣病の原因として高塩食、高飽和脂肪酸食、多糖食、肥満が次々と指摘された。するとＦＤＡは、健康被害を予防するためとして２００７年にビタミン剤などの補助食品、タバコ、アルコールを規制する法案を議会に提出したがタバコ以外については企業からの反対により否決された。

現在米国では漢方薬などの生薬や補助食品は中華街の食料品店や健康食品専門店、および一部の薬局の店頭で処方なしで（over-the-counter）販売されている。ＦＤＡは、約３万人に重大な副作用が起こり、約３０００人が死亡していると発表している。また、中国の薬草には、ヒ素、リン、カドミウムなど毒性の強い鉱物が多量混入していることがある、油性ビタミン、鉄剤、エフェドリン、アトロピン、ストロファントゥスなどの過剰摂取は薬害を引き起こす可能性があると、注意を喚起してもいる。エフェドリンを含有する生薬からは覚醒剤が作られる可能性があるとの理由で、エフェドリンの市販は２００９年に全面的に禁止された。

日本をはじめ先進国、新興国では米国のように規制は強くないが、中世の僧院で栽培されていた生薬やその他の伝統生薬、漢方薬、希釈薬の民間薬局や乾物商店における販売は自由であり、また副作用報告の義務も課されていないのが現状である。

イギリスでは王室の常備薬はホメオパシーの希釈薬であり、海外旅行にも必ず持参しているとのことで、ドイツ、フランスでも一般薬局で販売されている。イタリアのトスカーナ地方では漢方、鍼をはじめとする代替医療が盛んであり、中世からの伝統生薬および漢方薬の研究が進み、利用が一般化している。モンゴル、チベット、ロシア、ポーランド、ウクライナ、ルーマニアでは、僧院で栽培されていた生薬が民間で広く使用されている。メキシコ、コロンビア、ペルー、チリ、アルゼンチン、またペルーなどとの国境近くのブラジルでは、インカ帝国の伝統生薬の研究と市販が行われ、自然薬として普及している。中国、韓国、東南アジア諸国ではそれぞれ固有の生薬が広範に使用されている。

日本における補助食品の定義および制度

補助食品は「健康補助食品」という名称でも知られているが、行政用語では「健康食品」と総称されている。一般には「栄養補助食品（サプリメント）」と呼ばれ、制度上は医薬品ではなく食品に分類される。２００５年2月の厚生労働省の通知では、健康食品は健康に関する効果や食品の機能などを表示して販売される食品であって保健機能食品でないもの、とされている。その規制に関しては食品衛生法、薬事法ＪＡＳ法などの法律がある。

１９９６年の保健機能食品制度では「栄養機能食品」と「特定保健用食品」の2種類に定められており、一定の根拠が得られた場合は効果の表示ができる。栄養機能食品は、必須栄養素を対象として一定の規格・基準を満たす条件で1日当たりの摂取目安量に含まれる当該栄養成分量が定められ、下限値までの範囲内にあることが必要である。特定保健用食品は、食品の持つ特定の保健用途を表示して販売を許される食品であり、その有効性と安全性についての審査を監督官庁から受ける必要がある。特定保健用食品は「特別許可型」と「規格基準型」に分類される。特別許可型は、関与成分の疾病危害低減効果が医学的、栄養学的に確立されている場合に、その表示が認められている。規格基準型は、許可された実績が十分であるなど科学的根拠が蓄積されている食品であれば、規格基準を定める審議会の特別審査を受ける必要はない。そのほかに「条件付き」の特定保健用食品もあり、審査で要求されている有効性の標準には達しないが一定の有効性のある食品に、限定的な科学的根拠がある旨の表示が許可されている。

「特別用途食品」は、健康推進法により乳児用、幼児用、妊婦用、病人用など特別の用途に適する旨を表示する場合は医学的、栄養学的表現で記載する。病人用食品としては低塩食品、低カロリー食品、アレルゲン除去食品、無乳糖食品、低蛋白食品、高蛋白食品およびこれらを組み合わせた食品などがある。ただし、こうした規制の外の健康食品については、米国と異なり限定規制がないので、効用が不明だったり不確定だったりする製品でも市販が可能である。そのため、過剰

<table>
<tr><td rowspan="4">医薬品
（医薬部外品を含む）</td><td colspan="3">保健機能食品</td><td rowspan="4">一般食品
（いわゆる健康食品を含む）</td></tr>
<tr><td rowspan="3">栄養機能食品
規格基準型</td><td colspan="2">特定保健用食品
個別許可型</td></tr>
<tr><td rowspan="2">規格基準型</td><td>個別審査許可型
（疾病リスク低減表示を含む）</td></tr>
<tr><td>条件付き特定保健用食品</td></tr>
<tr><td>表示内容</td><td>栄養成分含有表示
栄養成分機能表示
注意喚起表示</td><td colspan="2">栄養成分含有表示
保健用途の表示
（栄養成分機能表示）
注意喚起表示</td><td>（栄養成分含有表示）</td></tr>
</table>

（表9−2　保健機能食品の名称と分類、表示内容）

あるいは虚偽の広告および医薬品と誤認されるような表示は禁止されており、違反すれば薬事法および関連法規により処罰を受ける（表9-2）。

補助食品の効能の査定

現在、代替医療および補助食品の査定のために使用されているのは、「根拠に基づいた医療（evidence-based medicine・EBM）」のデータであるが、この方法は米国で90年に保健研究・品質審査局（ＡＨＲＱ）により策定された臨床指導要綱に基づく。日本で「ＥＢＭ」が誤訳された際に挿入された「科学的」という言葉は使用されておらず、あくまで臨床経験に基づいた根拠である。

しかし、代替医療や、補助食品で成分や機能の明確でない製品を査定するのにランダム化比較試験やコホート研究のデータを使用するということは、それらを西洋近代医学すなわち疾病に対する臓器治療の立場から査定することを意味する。代替医療で患者をランダムに選択することは困難である。また全入的治療を追求する東洋医学の立場では、疾病はその進行度によって査定をする。ゆえに、代替医療の砥究は、信頼度が低いとされてはいるが症例管理研究によって、療法士の超能力や治療薬の効果を信じている患者に対しては、臨床結果を過去にさかのぼって行う以外ないと思われる。ただし、マスコミおよび自己宣伝に利用されている専門家の言葉や体験者の個人的な意見に依存することは、信用がないので勧められない。

強いて科学的根拠を提唱するならば、薬理学的根拠であることが最も妥当である。それは補助食品を医薬品として認知させるには必要であるが、単なる生物学的証拠としては、生命工学による効果判定を用いるのが適切である。現在「ニュートリゲノミクス」のうちの「プレトオーム解析」を、マイクロチップスを使用して行う方法があり、また生体内の機能発現をセルマッププロテインで解析することも行われている。これらを応用して体内の免疫反応の増強状態や変化、および病変時の蛋白成分の種類と量を測定することで、効果の判定が可能となる。

また、血液検査による赤血球および血色素量の増加、網状赤血球数、血小板数、ＰＴＴ、貪食細胞数、ＣＤ８・ＣＤ16（ＮＫ細胞）の増減、血清中の総脂肪酸、ＨＤＬ、ＬＤＬ、Ａ／Ｇ比率、残余窒素、クレアチニン、ＮＰＮ、ＩgＧ、ＩgＡ、ＡＳＯ、ＰＳＡ、ＣＲＰ、ＣＥＡ、ＡＣＴＨ、γ-ＧＴＰ、ヘモグロビンＡ1c、Ｔ３摂取量、カリウム、カルシウム、塩素、ヨウ素などの長期間の追跡結果を、補助食品による病状回復の査定と、その効能の判定に使用するのが妥当である。

日米における補助食品の市販の現状

米国で売上高の多い生薬は、銀杏の葉、オトギリ草、朝鮮人参、ニンニク、ルードベキア、小椰子の葉、カバカバ、ブドウの種などであり、日本円にして数百億円の年商が報告されている（2章表2−6）。米国における自然薬品と漢方薬の年商の推移を見ると、1994年には漢方薬は15億ドルで自然薬品が5億ドルであったのが、2000年には漢方薬は2倍の30億ドル、自然薬品は4倍の20億ドルと急増した。その後も市販量は他の補助食品とともに増大し、自然食品専門店の数も年々増え続けている（図9−4）。また、米国における薬局での自然薬品の保有率をみると、ビタミン剤は100%、薬草は90%以上、ホメオパシー希釈薬は50%前後である（図9−5）。

米国で普及していた自然薬を著者が病状別に調査したものを図9−6に示してあるが、そのうち実際に効力があると思われるものは、関節炎、喘息、高脂血症、うつ病、前立腺肥大の薬や鎮静剤である。がん治療薬とされる種々の生薬では免疫力増進により症状の改善がみられることがある。しかし、完治させるための薬として推奨するのは疑問である。

米国をはじめ世界各国で代替医療および補助食品が利用さ

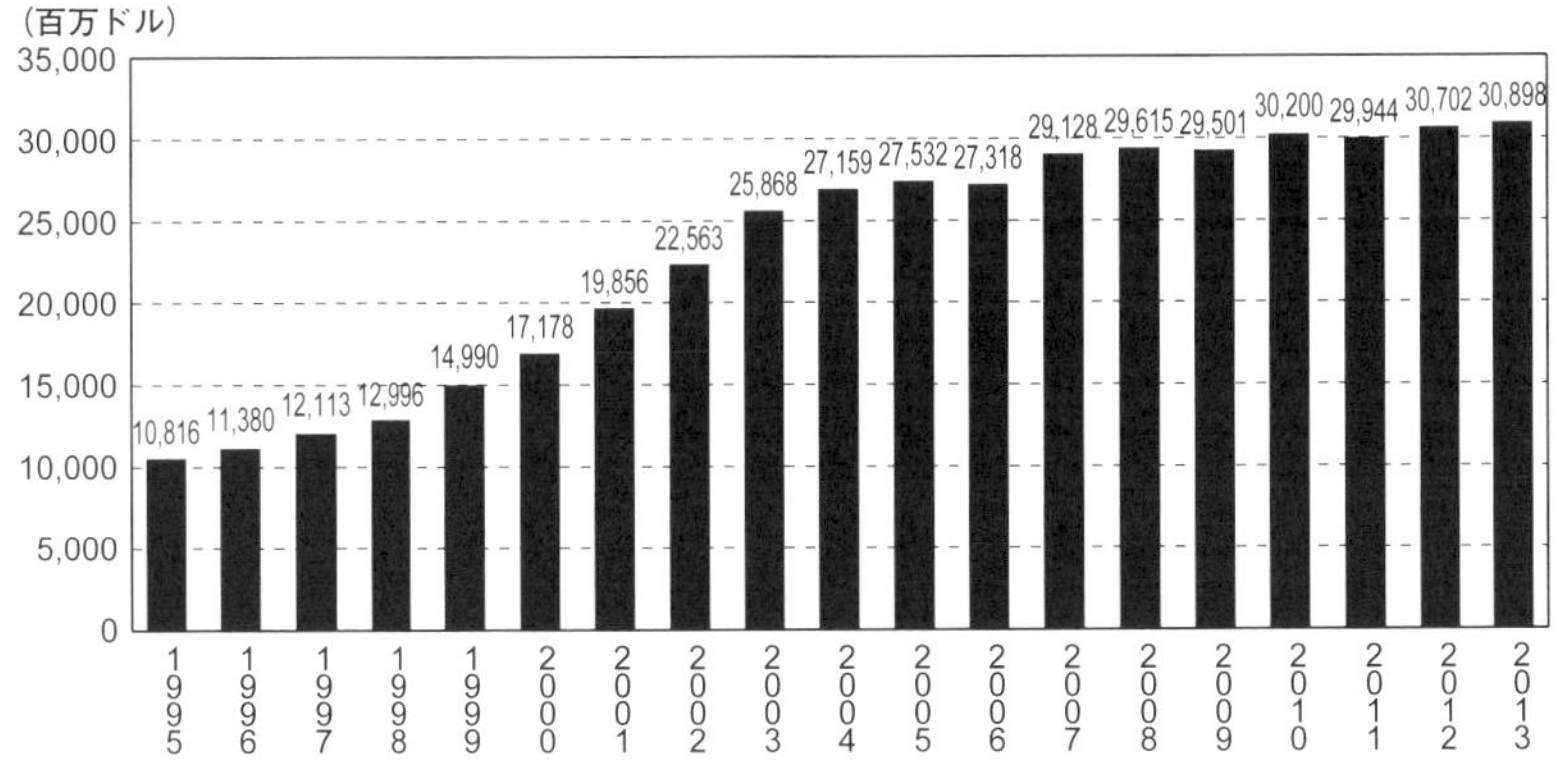

（図9−4　米国での自然薬品と漢方薬の年商推移）

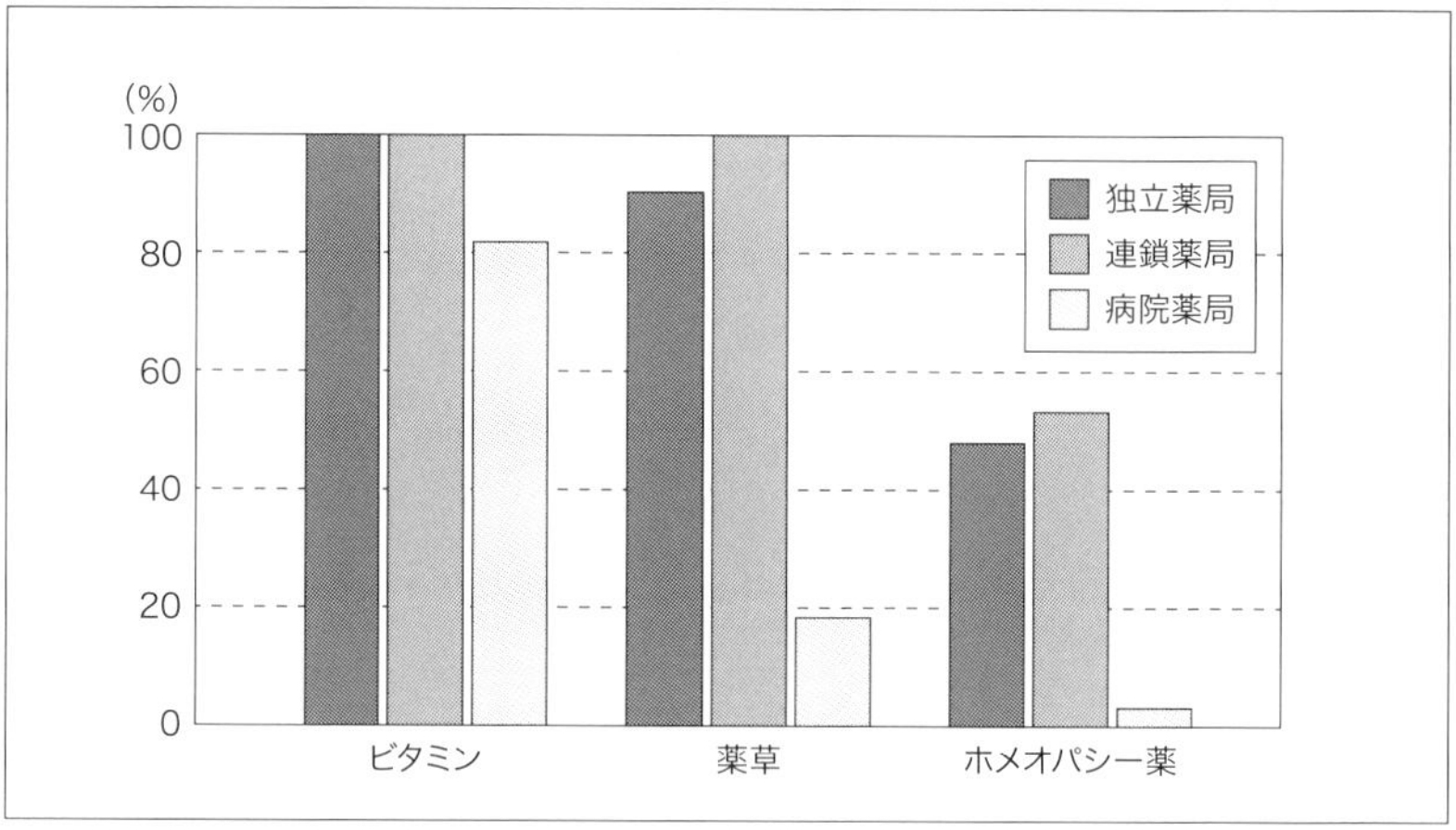

(図9−5　米国における薬局での自然薬品保有率)　(Pharmacy Today)

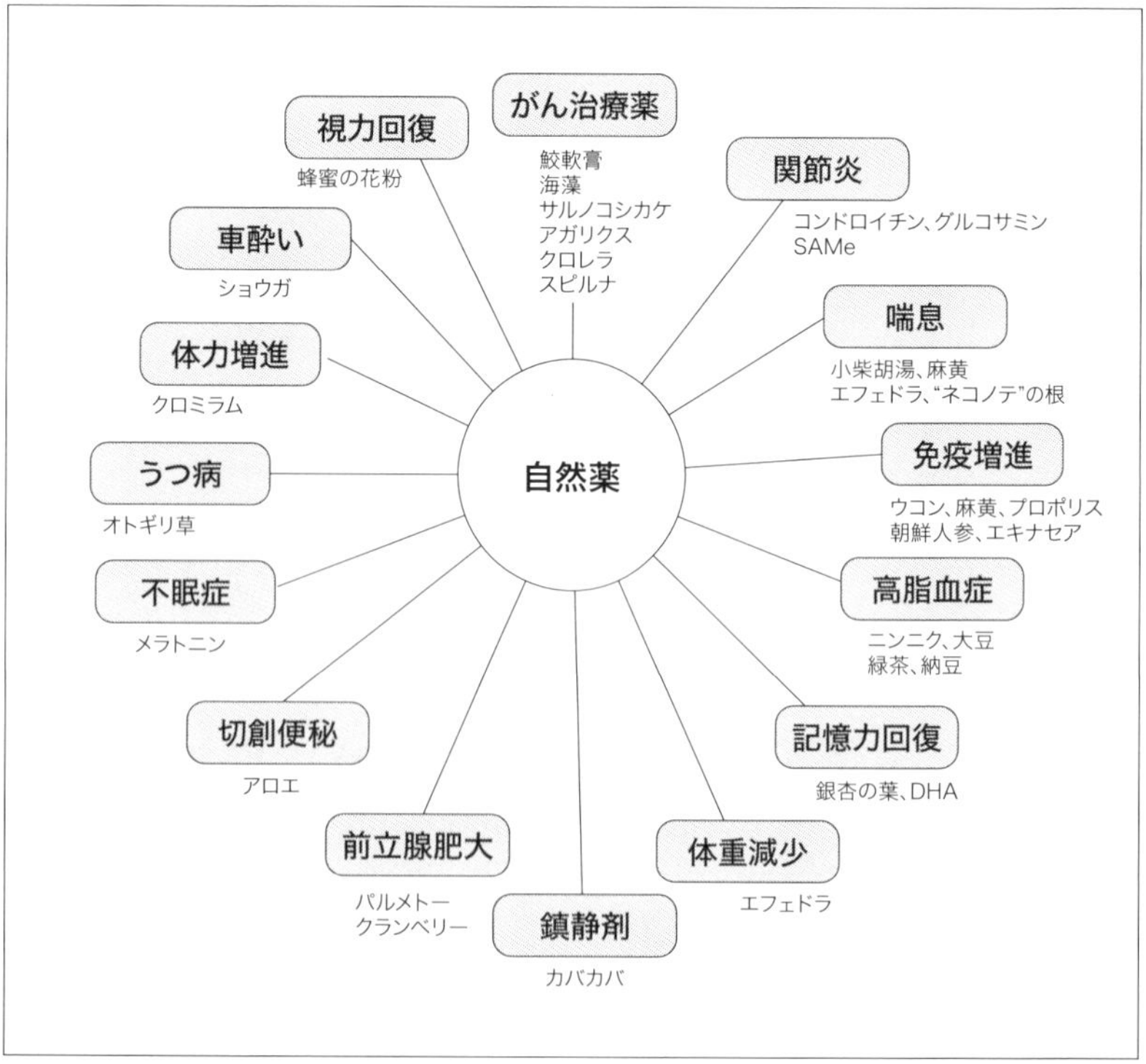

(図9−6　米国での自然薬の普及)　(著者作成)

れている最大の理由は、正規医療の費用との価格差である。中国の西安大学では、中国伝統医療（ＴＣＭ）は西洋近代医療と比較して３分の１以下の費用で効力は同等に近いことを掲示板で外来患者に教示している。米国では営利・私的保険会社は医療費削減のため所属医師に代替医療や補助食品の使用を推奨しているが、予後の調査は全く行われておらず、症状のみが改善し、原疾患は根治または軽快されていないため、後日に悪化をみる場合も少なくない。

また、生薬は近代医療受療者でも利用していることが多いので、その副作用の主なものを挙げると、ブルーコホシュは頻脈や不整脈を起こし、銀杏の葉や朝鮮人参は出血素因を助長し、カバカバは幻覚や健忘症、肝機能障害を誘発し、甘草は低カリウム血症で浮腫を生じさせ、パウダルコ茶も貧血や出血の原因となる。喘息や肥満症の改善に用いられていたエフェドラは、エフェドリンによる突然死の報告があったため米国で発売が禁止された。大量摂取や処方薬との併用による副作用の発現があり得るので、近代医療の受療者は医師に漢方薬や生薬の服用を報告するほうが安全である。

第10章　融合医療における実証

融合医療で認可するための根拠に基づく実証の基準

近代医療に融合できる伝統民族医療、新興医療および機能健康食品は安全性、有効性に加えて副作用の少ないことが必須であるが、その条件を充たすには臨床上の有効性とともに血液像、バイオマーカー、腫瘍マーカーなどの改善も参考となるが画像診断や臨床上の改善が一致することが必要である。

腫瘍マーカーは現在36種類あり、ほとんどの臓器がん、悪性リンパ腫瘍の診断、軽快、治癒の参考としているが、画像診断や患者の症状の改善がない場合がある（表10－1）。

バイオマーカーはゲノミクスやプロテオミクスなどの基本的なプラットフォームを用いて発見され、ゲノミクスやプロテオミクスのほかにメタボロミクス、脂質を解析するためのリピドミクス、糖を解析するグライコミクスなどを特定することが可能である（表10－2）。

そのうち、遺伝子解析によるアプローチは融合医

代表的ながん
・胃がん
・肺がん
・肝臓がん
・食道がん
・大腸がん
・膵臓がん
・乳がん
・子宮がん
・卵巣がん
・前立腺がん

腫瘍マーカー
・AFP
・CEA
・CA15-3
・CA19-9
・CA125
・CA602
・TPA
・PSA
・CYFRA（シフラ）
・SCC
・NSE
・SLX
・hCG
・PIVKA-Ⅱ
・フェリチン
・エラスターゼ1
・p53抗体
・その他の腫瘍マーカー36種類

（表10－1）

療で認可する場合には関係はないが、蛋白質解析によるアプローチやメタボロミクス、リピドミクス、グライコミクスによるアプローチは薬膳、機能健康食品、生薬摂取による生活習慣病の改善の証拠の参考として有効性の判定に使用可能である（表10－3）。

米国医療政策研究局（AHCPR）による文献の質的信頼度では、最も信頼度の高いのは多数例に実施された無作為管理臨床試験（RCT）であり、少数例のRCTは信憑性が薄く、類似群研究（Cohort study）までは良好な実証（EBM）として認められるが症例管理研究（case control study）は信用し難い実証とされている。日本ではEBMは単に根拠による実証と翻訳すべきであったが、原文にない「科学的」を挿入したため、98％の確率で実証しなければならない。科学的という文言を外し、臨床効果を示すデータとして、60～70％前後の実証も臨床的に有効なデータとしてみなせば、術式や処方薬、健康食品の使用も可能となる（表10－4）。

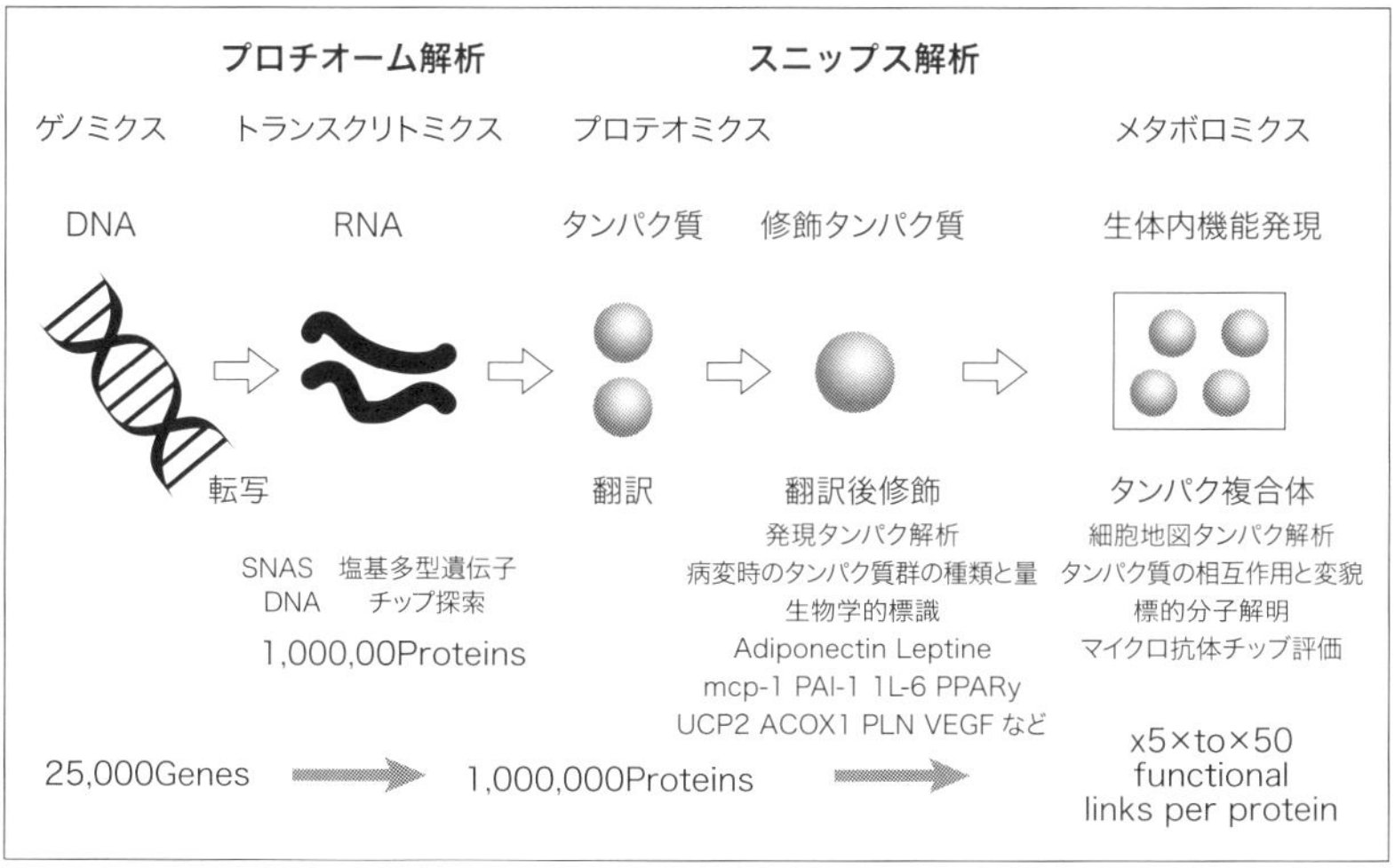

（表10－2　ニュートリゲノミクス）

バイオマーカー

分子バイオマーカーは、ゲノミクスやプロテオミクスのような、基本的かつ好ましいプラットフォームを用いて発見されるものと定義される。多くのゲノミクスやプロテオミクス技術がバイオマーカーを発見するために利用可能であり、以下に具体例が挙げられる。ゲノミクスやプロテオミクスの他に、メタボロミクス、脂質を解析するリピドミクス、糖（グライコーム）を解析するグライコミクスなどがバイオマーカーを特定するための技術である。

遺伝子解析によるアプローチ

・ノーザンブロッティング
・遺伝子発現
・SAGE法
・DNAマイクロアレイ

タンパク質解析によるアプローチ

・二次元電気泳動
・LC/MS（高速液体クロマトグラフィーと質量分析法を組み合わせた分析装置）
・SELDI-TOF
・抗体アレイ
・組織アレイ

メタボロミクスによるアプローチ
リピドミクスによるアプローチ
グライコミクスによるアプローチ

（表10−3）

実証度の7分類
Ⅰ. 多数例、上手に実施された無作為管理臨床試験（RCT） Ⅱ. 少数例、上手に実施された無作為管理臨床試験 Ⅲ. 上手に実施された類似群研究（cohort study） Ⅳ. 上手に実施された症例管理研究（case controled study） Ⅴ. 管理されていない、または不十分な研究 Ⅵ. 異論のある実証 Ⅶ. 専門家（エキスパート）の意見
信頼度の3分類
Ⅰ. 良好な実証（第Ⅰ〜Ⅲ）、EBM Ⅱ. 信用し難い実証（第Ⅳ〜Ⅵ） Ⅲ. 妥当でない実証（第Ⅶ）

（表10−4　米国医療政策研究局（AHCPR）による文献の質的信頼度（著者作成）

国際融合医療協会（Asseciation for International Integrated Medicine）は、東洋の全身的医療と西洋の各臓器および精神医療とを融合し、総合的医療を確立することで、人類の7割が依存している民族伝統医療の近代化を目的として設立したものである。

東洋医療には、心身統一のための日本の禅的瞑想、中国の気功、印度のヨガなどがあり、伝統医療の薬用生薬および補助食品などは、精神安定、不定愁訴である悪寒、ほてり、倦怠感、不明熱、孤独感などの治療と、体力および気力増進、免疫力強化や地域特有な疾病への対処などが可能であるが、証拠に基づいた医学的研究（EBM）の結果を近代薬学により分析し解明することが必要とされる。

一方、西洋医療には、予防ワクチン接種、全身麻酔、放射線療法、化学療法、抗生物質、創傷治療および近来発達した内視鏡、経血管手技、僅少侵襲手技、臓器移植などがあり、遺伝子治療、ロボット遠隔治療および再生医療が開発されつつあるが、心身一体の全身的治療には欠陥がみられる。

東洋の日本漢方、中国伝統医学（TCM）、印度アユルベーダと西欧の近代医療を融合するには、共通の医学用語を必要とするが、東洋医療では古代からの世界観や疾病定義が未だに使用されており、それらの用語の近代的解釈による統一が必要である。

近代西洋医療と東洋伝統医療との長所を取り入れることによけ不適宜、過剰医療を廃することは先進国および発展途上国の医療費の削減と医療の普及に繋がり、多くの人類の健康福祉増進に貢献できると信ずる。

本会は、世界の医療・福祉関係者が一堂に会し国際年次会議を開催して諸国の民族医療の実態を紹介し、東西医療の融合により総合的な医療を確立することを目的とするものである。

（表10−5　国際融合医療協会設立要旨）

無作為管理試験は演繹的に開始時に患者の母集団を干渉群と対照群を無作為に選択し、感度により測定結果を比較して試験的干渉群が95％以上であれば有効と認めるので、受診の際には施術師に信頼をおいて受診する患者が占めている伝統新興医療で導入することは難しい、類似群研究も演繹的ではあるが、母集団には既往疾患を除外し、測定新要素を使用するものとしないものに分類し、発症者の結果の有無により判定を下すので、近代医療の治療が一定であれば融合医療では効果判定の対照となる。症例管理研究の仕組みは帰納的であるので、既に近代医療を使用している症例でも融合する場合に最も適しており70％前後であれば使用できる（表10−5）。

第11章　発展途上国・新興国の融合医療

発展途上国における伝統民族医療

南半球の発展途上国と北半球の先進国との間には国民年間所得に大差があり、国民一人当たり１８００米ドル以下の貧困国と４８００米ドルまでの低所得国が大半で、著者の訪問１３７カ国のうち医療費が１００ドル以下のものが60カ国、１００~５００米ドルのものが30カ国であった。これらの国では、公衆衛生、予防、公的医療施設により国民の医療介護を行っており、社会保険は公務員のみで一般国民は極少数の民間保険や民間小病院、診療所や保健所および薬局からの民間薬の配布に依存せざるを得ない。これらの国では、国民の大半は近代医療の恩恵に浴する機会は僅少であり、伝統民族医療が医療介護の主軸を占めている（表11－1）。

従って近代的医療が受療出来るのは都市の総合病院や海外の医療施設を訪問出来る限られた公務員、富裕層のみである。

伝統民族医療の受診には、各市町村に散在する薬局で伝統生薬や補助健康食品を薬剤師の見立てで入手し治療をするが、病状が改善しない場合には友人や縁者の支持を受けて民族医療師の治療を受け、さらに公的医療機関で診療されることもあるが、大半の重病者は充分な医療介護が受けられないのが現状である。伝統民族医療が主軸を占めている東南アフリカ、東南アジア、中央アジア、中南米の中小国や南太平洋の離島の発展途上国に対しては先進国や新興国からの援助が必要であり、安全な飲料水や食料と住居を確保するために上下水道の整理と交通網の確保が先決である。さらに近代医療施設の建設においては、都市の大病院よりも交通の不便な辺縁地や離島に診療所や保険施設を建設し、医師、看護師、薬剤師などの医療従業者を派遣し、感染病の予防ワクチンや抗生物質、ビタミン剤、ミネラルなどの補助食品と外傷や骨折の治療と急性疾患の応急処置などの基礎的な近代的診療を施行するのが先決である。

伝統民俗医療を使用している先住民は信仰や呪術と生薬に依存している。有害で障害を与える術式や呪術は排除が必要であるが、固有の信仰を毀損することは精神的安定を損ない、固有の文化を破壊するので避けるべきであろう。東南アジアではマレーシア、タイ、シンガポール、香港以外の国々、ベトナム、カンボジア、ラオス、ミャンマーでは中医学と鍼灸が伝統医療として採用され、国民の大

	第1段階（三層システム）		第2段階（区分された財政と供給）	第3段階（皆保健）**
	貧困（1800ドル以下）*	低所得（1800〜4800ドル）*	（5000〜12000ドル）*	貧困（12000ドル以上）*
一般歳入（融資やドナー支援を含む）	公衆衛生、予防、政府の医療施設（診療所、病院）		公衆衛生サービス	国家医療サービス（英国、ニュージーランド）
	（50〜60%）	（40〜50%）	（20〜40%）	メディセーブ、カタストロフィック保険（シンガポール）
社会保険	公務員のみ	（10〜20%）	社会保険（直接間接供給）（30〜60%）	国民医療保険（カナダ、オーストラリア）ビスマルク型社会保険（ドイツ、日本）
民間保険	ごく少数	（5〜10%）	民間保険（15〜40%）	マネジドケア、メディケア（US）
自己負担	民間病院と診療所、	地域の供給者	自己負担（15〜25%）	自己負担（15〜25%）
	（5〜10%）マリ、ナイジェリア、タンザニア、ケニア、イエメン、バングラディッシュ、インド	（20〜40%）中国、エジプト、ペルー、エクアドル、フィリピン、インドネシア	トルコ、チリ、メキシコ、アルゼンチン、ブラジル、レバノン、ベネズエラ、タイ、マレーシア	

*1人当たりのGDP1997購買力平価ドルアメリカと香港を除く　(IMF Working Paper No.036.)

（表11－1　経済発展段階ごとの医療保険財政と供給の進化）

半は中医学医療士を受診し投薬を受けており、インドネシアでは軍医により診療を受けている。

新興国における伝統民族医療の近代医療への融合

著者が訪問した137カ国のうち約30カ国は新興国で大半の国々では伝統民族医療が盛んであると共に近代医療も比較的高度に導入されている。しかし、国民の経済格差が大きく、公務員、富裕層および上流の中間層は近代的施設のある医療機関で受診が可能であるが、国民の大部分は伝統民族の生薬や市販の近代薬を貰い医療機関に直接訪れることは稀である。

中国では近代医療士70万人に対し伝統医療士は80万人で、中医学会公認の中医病院は2600で、中医研究所は66あるが半数は正規の教育を受けていない。伝統医療の中医学と近代医療の病院とが隣接しているにもかかわらず、相互間の連絡はほとんどなく、中西医療として融合することは難しい。

インドではアーユルヴェーダ医療士、ヨガ伝道師の数は90万人で医学校は9校で、近代医療医師は50万人に過ぎず、国民の大半はアーユルヴェーダ医療士に受診されている。最近は、近代医療で改善されなかった症例に対して、伝統医療の生薬や治療法を採用する場合も多くなり、近代病院の医師も、国家としてもこれらを推奨し始めている。

韓国では医科大学32校のうち韓医学の学校が11校もある。2年間の近代的医療の修得後5年間の臨床韓医学を修得させ、近代医療との融合を目指しており、相補的な治療が行われている。

東南アフリカには近代および民族医療共通生薬と伝統民族医療生薬があり、先住民の首長が民族医療士として呪術により祖先神の指示を受け、祈祷と生薬の投与をしている（表11−2）。

南アフリカ連邦でも伝統医療士サンゴーマはエイズなどの感染疾

生薬名	英語名	日本名	薬効	使用物
近代および民族医療共通生薬				
Aloe ferox	Cape aloe	アロエ	Glycoprotein　傷治療　緩下剤	葉
Afropa belladonna	Deadly nightshade	イヌホオズキ	Atropin　瞳孔収縮剤　徐脈剤	葉
Cabbabis africa	Marijuna	大麻	Marijuna　麻薬　鎮痛剤	根
Cassine transvaalensis	Saffronwood	桂皮	Senna　健胃剤　緩下剤	樹皮
Cinchona pubescecus	Quinine tree	キニーネ	Quinine　抗マラリヤ剤	樹皮
Eucalyptus globuls	Eucali	ユーカリ	Eucali　抗鼻炎　風邪薬	葉
Glycyrrhiza glabeus	Liquorus	甘草	Liquorus　鎮咳剤　風邪薬	根
Papaver somniferum	Opium poppy	芥子	Opium　麻薬　鎮痛剤	実
Quinsia amara	Bltter amara	苦木	Quinsiasoid　食欲増進剤	草木
Taxus baccau	Yew tree	イチイ	Taxol　抗癌剤	葉
伝統民族医療生薬				
Acacia eletior	River oceae	アカシヤ	下痢止　鎮咳剤	樹皮
Acacia xanthope	Fever tree	アカシヤ	鎮咳剤　のど痛止	樹皮
Acorus calamus	Sweet flag	菖蒲	健胃剤　下痢止	根／葉
Artomsia afrex	African wormwood	よもぎ	鎮咳剤　風邪薬　止血剤	葉
Albizia amara	Bitter albizia	合歓木	催吐剤	樹皮
Bowiea volubilis	Climbing potato	蔦芋	腔喘息　利尿剤　抗浮腫	球根
Cichorium intybus	Chicory	キクニガナ	胆汁排出剤　食欲増進剤	根
Drimia robusta	Satin squill	ヒヤシンス	利尿剤　催吐剤	球根
Eucomis autumnalis	Pineapple flower		術後回復促進剤　骨折修復剤	球根
Kigelia Africana	Sausage tree		抗リウマチ薬　酵素(ビール)	実
Leonotis leonurus	Wild dagga		抗てんかん剤　蛇咬治療剤	葉／茎
Lippia javanica	Faver tea		抗インフルエンザ　抗マラリア	葉
Pentansia pruneiloides	Wild verbena		抗ヤケド　抗関節痛　抗歯痛	根瘤
Ocotea builata	Black stinkwood	黒臭木	尿路消毒剤　鎮静剤	樹皮
Olea europea	Wild olive	オリーブ	降圧剤　利尿剤	葉／根
Psidium guajava	Guava	グアバ	下痢止　抗糖尿病	実
Scilla nataiensis	Blue squill	青海そう	催淫剤　不妊症治療薬	球根
Warburgia salutaris	Pepper-bark tree	胡椒の木	鎮炎剤　抗リウマチ薬	樹皮

（表11−2　東南アフリカの生薬）　　（著者作成）

患は早期に近代医療機関を紹介するなどの協力をしており不得意な疾患の治療は施行していない。国境なき医師団も活躍している。

チリの先住民は全人口の10％1600万人で、南部のアラウカニア地区のインカの末裔のマプチェ種族60万人に伝統女性医療士マシェが伝統生薬を投与している（表11－3）。診療所のほかに特殊病院施設も近代病院に隣接し、救急治療や伝染病疾患や難病患者は直ちに近代施設に転送しており、地域の厚生福祉省も

生薬名	通応症　薬効
ALWEKOSHKEL	頻頭痛薬　癇癪痙攣発作予防
ALOE vera	下痢止め　消化管消炎薬
CHEKEN	食欲増進薬　拒食症治療薬
CHILKA	腰痛治療薬　坐骨神経痛治療薬
FILEL	リウマチ関節炎治療薬
FIRI	慢性疲労症治療薬　集中力喪失治療薬
FOOLDO	利胆薬　高脂血症治療薬　肝庇護薬
IREIRE	食後膨満感　ガス治療薬　抗酸薬
KACHANLAWEN	逆流性食道炎治療薬
KALCHAKURA	聴覚障害耳鳴り治療薬　中耳炎治療薬
KALLFUKO	膀胱炎治療薬　腎臓病治療薬
KELLON	前頭部副鼻腔炎治療薬
KINNTRAL	子宮筋腫　脂肪腫　疣治療薬
KOLIU RAYEN	更年期障害治療薬
KONGKILL	腎臓結石痛改善薬
KULEN	伝統的糖尿病治療薬
KUMELEN	鎮静薬　筋肉弛緩薬　強迫神経症薬
KURIDILLNGAU	抗アレルギー薬　蕁麻疹治療薬
LELIANTU	前立腺肥大治療薬
LENGA	鎮痛薬　抗炎薬
LIGLOLKIN	睡眠薬　不眠症治療薬
LITRE	動脈炎治療薬　血栓症予防
MADEKO	リウマチ治療薬
MADEN	静脈瘤消炎薬
MAITEN	手肢皮膚炎治療薬　魚鱗症治療薬
MELISSA	神経不安治療薬　不眠症治療薬
MIAYA	鎮静薬　神経昂進強制薬
NATRI	唾液分泌強制薬　多汗症治療薬
NILLWE	早漏症治療薬
PAILLNNA	帯状疱疹止痛　坐骨神経止痛
PAKUL	痔核治療薬　皮下出血治療薬
PALWEN	催淫薬　性欲促進薬
PEULKO	骨粗鬆症治療薬　動脈炎治療薬
PELLUF	蜂窩織炎治療薬　皮下脂肪低下薬
PELU	骨粗鬆症関節痛治療薬
PENGO	肝機能低下治療薬
PICHICHENLAWEN	消化薬
PILUNWIKE	尿失禁治療薬
PIAPILA	抗うつ薬　覚醒薬
PINAKA	白内障改善薬
PINKOPINKO	尿道感染症治療薬
PIRKUN	新陳代謝促進薬
POYEN	催淫薬　生殖器血行増加薬
RADAL	鎮咳薬　気管支炎治療薬
REIKE	かぜ治療薬　インフルエンザ治療薬
RAQIDUAM	精神疲労治療薬　覚醒薬
TRAPI	痔核治療薬　三日麻疹治療薬
TRIKE	整腸薬　便秘緩下薬
TUPA	喘息治療薬　呼吸困難改善薬
UNOPIRKEN	大腸過敏症治療薬
WALTA	降圧薬　不整脈治療薬
WINKE	利尿薬　解毒薬

（表11－3　マプチェ民族の生薬エキス／Makelawen製薬）　（著者作成）

先住民には融合医療を推奨している。

エジプトでは伝統医療生薬と香料治療があり、医食同源の日常食品からの生薬が香料とともに使用されている（表11－4）。

メキシコではアズテック伝統生薬が伝えられており、レアトリルなどの化学製品や補助健康食品とともにチュワナ市、メキシコ市などで先住民および外国人訪問者に配布している（表11－5）。

アルゼンチン、ペルー、チリ、ブラジルでも伝統生薬医療師が多数おり、共通の主要生薬が一般に市販されているが、難病に対しては患者を近代施設に送院している

薬品名	英語名	日本名	薬効	採取源
Abies cilicica	fir	モミ	消毒薬　利尿剤	樹皮・幹
Acacia nilotica	acacia	アカシア	創傷治療薬　虫下し	葉
Alkanna tinctona	alkanet	ウシノマタグサ	消毒薬　魚鱗症治療	花弁
Allium cepa	onion	玉ネギ	鎮咳剤　点耳薬	球根
Allium porrum	leak	ニラ	夜盲症　いぼ取り	葉
Allium sativym	garlic	ニンニク	喘息治療　蛇咬解毒剤	球根
Aloe vera	aloe	アロエ	解熱剤　消炎剤　火傷薬	葉
Althaea	marshmallow	（ビートロ）アオイ	気管支炎　胃炎治療	根
Apium	celery	セロリ	利尿剤　点眼薬	根
Cannabis sativa	hemp	麻	緑内障治療　消炎薬	葉
Ceratonia siliqua	carob	イナゴ豆	下痢止め　鎮咳剤	種子
Cuminum cyminum	cumin	セリ、クミン	消化剤　鎮痛薬	種子
Ficus carica	fig	イチジク	下痢　歯痛止め	果実
Glycyrrhiza giabra	licorice	甘草、リコリス	鎮咳剤　下剤	根
Myrtus communis	myrtie	ギンバイカ	尿路消毒剤　養毛剤	果実
Phoenix dactylifera	date	ナツメ	利尿剤　虫下し	果実
Papaver somniterum	poppy	阿片	鎮痛剤　下痢止め	種子
Punica granatum	pomegranate	ザクロ	駆虫剤　下痢止め	果実
Salix suberrata	willow	柳	食用増進剤　火傷薬	葉
Zizyphus spina	Chnst,s thom	ハナマツ	肝臓病治療　消毒剤	果実

（表11－4　エジプト伝統医療の主要生薬20種）　（著者作成）

（表11－6）。

それに反してエチオピアでは退役軍属医療士が民族医療師として診療に当たり、近代医療の必要性を認めないと厚生大臣が豪語している。

東南アジアのインドネシア、ベトナム、ミャンマー、タイなどの国々では固有の伝統生薬は見当たらず、中医学や鍼灸が盛んであり、大半の国民は近代医療を受診する前に中医医療士を訪問するので、近代医療との融合はほとんどない。

新興国での伝統民族医療、新興医療の近代医療との融合

生薬名	使用部位	効能	生薬名	使用部位	効能
Ahuehute	樹皮　葉煎じ	火傷　下剤	Guamuchil	花　葉抽出	口内炎　鎮咳剤
Aile Birch	葉煎じ	解熱剤　抗炎剤	Guayaba	果実抽出	下痢止め　胃痛
Anil indigo	葉煎じ	避妊剤　鎮静剤	Guayacan	花抽出	梅毒　結核　止汗
Baiborin	花抽出	鎮痛　疲労回復	Guazuma	葉抽出	象皮病　ライ病
Barquilla	葉抽出	抗真菌剤　麻疹	Hierba de vibora	葉抽出	解毒剤　抗炎剤
Bayetilla	葉煎じ	黄熱病　抗炎剤	Hierba Luisa	葉抽出	下痢止　安定剤
Berro	葉煎じ	甲状腺腫　結核	Huinolo	葉抽出	風邪薬　チブス
Bretonica	茎煎じ	下痢止め　赤痢	Huizache	花抽出	糖尿病　食欲増進
Cedero	樹皮抽出	癲癇　解熱剤	Hibiscus	花抽出	高血圧　利尿剤
Chalahuite	樹皮煎じ	赤痢　胃痛	Legrimas de San pedro	葉抽出	糖尿病
Chicura	葉煎じ	陣痛促進	Mangle rojo	樹皮抽出	赤痢　糖尿病
Chaya	葉煎じ	糖尿病　下痢止め	Mango	種　樹皮抽出	口内炎　胃痛
Chote turi	花　果実　根	呼吸困難　糖尿病	Papayo	葉煎じ　果肉	喘息　消化剤
Cola de Venado	茎抽出	赤痢　腎疼痛	Pinguica	葉　果実煎じ	結膜炎　鎮咳
Contrayerba	茎抽出	蛇咬傷　性病	Tatachinole	根煎じ	鎮咳　胸痛
Cuachalalate	樹皮抽出	循環器病　膣炎	Texcalama	根乳液	嘔吐剤　胃痛
Cucharitas	花実抽出	下痢止め　胃痛	Tumbavaqueros	根煎じ	癲癇　安定剤
Dandelion	葉抽出	胆嚢炎　肝炎	Una de Gato	種煎じ	癲癇
Doradilla	葉煎じ	利尿剤　胆石	Vera Blanca	樹皮煎じ	マラリヤ　胃痛
Encino Oak	樹皮抽出	清涼剤　歯緩	Wereke Guareque	根煎じ	皮膚炎　糖尿
Flor de Mamnita	花抽出	心臓病　不安感	Zapo	葉煎じ	カンジタ感染
Flor de tila	花抽出	不眠症　神経衰弱	Zapote Blanco	種煎じ	不眠症　高血圧
Garanona	花葉抽出	血液清浄化	Tabachin	花抽出	鎮咳
Gobernadora	葉煎じ	水虫　癌　性病	Tabaco coyote	葉喫煙	喘息　関節炎
Gordolobo	葉煎じ	呼吸困難　喘息	Sauco Mexican elder	花抽出	気管支炎

（表11－5　メキシコのAZTEC伝統生薬50種（A.Gonzarez Stuart博士））（著者作成）

は一律ではなく、全人類の70%は近代的医療は受診できないので、近代医療の推進とともに伝統民族医療の活用が必要である。

先進国における伝統民族医療、新興医療の近代医療への融合

通信技術、経済のグローバル化により国家や民族間の連携が進行したのにかかわらず、自由民主主義国家も社会主義独裁国家も民族国家主義が台頭し、国家間の敵対と国内の内紛が起こっており、近

採取地区	生薬名	英語名	日本名／属名	薬効作用	採取源
ペルー	Eichhornia Crassipes	Waterhyacinth	水ヒヤスンス	抗寄生虫／抗生物質	葉／茎
ペルー	Tropaolum Majas	Indian cress	カプチーナ	利尿薬／抗壊血病	花弁／葉
アルゼンチン	Ceropia Pachystachiya	Ambay	アンベイ	抗酸化作用／抗生物質	樹皮
アルゼンチン	Bidens Pilosa	Begger Tricks	アモーセコ	気管支拡張作用	葉／茎
アルゼンチン	Berberis Buccifols	Berbery	カラフェイト	抗免疫作用	葉／茎
パラグアイ	Dimmys Winteri	Wintersberk	カネロ	解熱作用／消毒薬	樹皮
パラグアイ	Iex Parguaiensis	Mate Tea	マテ茶	覚醒剤／利尿薬	葉／茎
パラグアイ	Maytenus Ilicifolia	Congorosa	コンゴロサ	抗胃潰瘍／抗胃酸薬	葉
パラグアイ	Aspidoperna Quebracho	White Quebracho	白ケブラチョ	強精薬／抗マラリヤ薬	葉／茎
アルゼンチン	Bacchiaris Trimara	Carqueja	カルケジャ	避妊薬／催淫薬	葉／茎
アルゼンチン	Aneclenanthea Celubina	Cebil	セビル	鎮痛作用	種子
アルゼンチン	Ladenthera Camara	Common Sage	サルビア	鎮静薬／抗リウマチ薬	葉／茎
アルゼンチン	Tobebuina Inpetgoint	Trumpet Bush	ボーダルコ	抗免疫薬／抗がん作用	葉
アルゼンチン	Achyrocline Saturpoides	Marcela	マルセラ	消化薬／抗痙攣薬	葉
アルゼンチン	Passiflora Coraliea	Fashion Flower	トケイ草	鎮静薬／睡眠薬	葉／実
アルゼンチン	Satueja Parivifolia	Herb d'amore	ムラムラ	強精薬／抗マラリヤ薬	葉／茎
アルゼンチン	Parcisonia Aculeata	Thorn Beens	シナシナ	抗菌薬／抗黴薬	花弁／葉
ブラジル熱帯	Tagetes Minita	Marigold	チンチラ	殺虫剤／抗黴薬	花弁／葉
ブラジル熱帯	Bixa Orellana	Annatto	アチイテ	抗血糖／抗酸化作用	種子
ブラジル	Dorstenia Braziliensis	Bezoar	コントライイエバ	鎮静薬／解蛇毒薬	葉／茎
ブラジル	Psldium Guajava	Guava	グアバ	抗血糖／下痢止め	葉
ブラジル	Heliotropium Amhelex	Blue Heliotrope	オタチリ草	鎮咳薬／利尿薬	葉
ブラジル	Petiveria Alliacea	Garlic Weeds	ニンニク草	消炎薬／抗リウマチ薬	葉／茎
チリ	Artemisia Copa	Copa Copa	コパコパ	血圧降下薬／抗リウマチ薬	葉
チリ	Amaramthus Candates	Princess Feather	葉鶏頭	抗脂質異常症薬／抗真菌薬	葉／茎

（表11－6　南米の主要生薬25種）　（著者作成）

代的医療、看護および介護の平等な普及は困難である。

理想的な医療介護は、全人類に平等に現在可能な最適な診療を施行することである。しかし、先進国のみならず新興国、発展途上国でも貧富の格差が増大している今日、国費により負担が可能な限り、また社会主義的ではあるが皆保険制度により、国民および高齢者の健康福祉を維持できるだけの医療介護を国家が提供すべきである。先進国でも公的私的近代医療への不信感や財政的に安価で効果が期待できる伝統民族医療と新興医療、補助健康食品を利用する国民が多い。これらを近代医療に融合させるには治療に支障を与えず、欠陥を補助または増強できる生薬、健康食品、ワクチン投与、整体術、瞑想などの全人的な治療法を選定したうえで採用すべきである。

伝統民族医療の診断法は呪術的、先祖への祭礼に基づいた原始的なものが多い。問診により既往歴、現症状を詳細に探索する点では優れているが、脈診、舌診、腹診などが専らで聴診は全く施行されず、体液検査も屎尿のみで血液、細胞診は行われない。主として症状の証と病状進行状態で治療を調節している。そのため近代医療における疾患別の診断名を使用する以外には伝統生薬の投与は困難である（1章表1－2）。

外傷、感染症、遺伝子疾患などに対する治療法には欠陥があるので適用には限界があり、また、近代薬との併用による副作用の可能性もあるので、使用者が服用の場合は医療機関に報告すべきである。

米国では1898年にハーバード大学のアイゼンバーグが中国で電気鍼による全身麻酔で大手

術を施行するのを見学し、これを代替医療として活用できることが報告された。１９９３年にヒラリー・クリントン元大統領夫人による国立保健研究所（ＮＩＨ）米国相補・代替医療研究所を２００万ドルで設立し、民族伝統医療、新興医療の研究を開始し現在では年間1億３０００万ドルを出資しており、全国十数カ所の医療機関に鍼、伝統生薬、伝統治療法に一件に付き年間１００万ドル前後を配布している。伝統生薬の無作為管理試験（ＣＲＴ）では、偽薬よりは有効であるとするものは35％、同様の効果のものは18％で、試験法の不備で効果不明のものが48％と発表している。CRTの適用は大半の生薬服用は近代薬との併用であり、病状の変化により生薬の種類の組み合わせや用量を変えまた、治療士に対する信頼度にも影響される。米国医療政策研究局（ＡＨＣＰＲ）が信頼度が低いとされている類似群研究試験（Cohort Study）と症例管理研究（Case Control Study）で60％以上が有効ならば、無害であるものは使用可能とすべきである（表11−7）。

連邦医薬品局（ＦＤＡ）は、生薬服用の症例ではヒ素、リン、エフェドリンなどの含有物から副作用により症状が悪化するものが年間3万例に上り３０００例が死亡していると発表し、エフェドリンを含有する麻黄の使用を禁止している。

現在米国および先進国や新興国で使用されている生薬の大半は漢方薬系の生薬であるが、単独で投薬する場合が多い（2章表2−5）。

ドイツでは、生薬の研究が盛んで成分分析による疾病に対する処方集が発行されており、欧米では普及している。生薬をエジプト、ジンバブエ、南アフリカ連邦より大量に輸入しており、うつ病患者の三分の二はオトギリ草（St. Johns wort）が処方されている。

英独仏伊西葡の六カ国ではホメオパスおよび中国鍼が盛んであり、英国では王室の生薬としてホメオパスの希釈薬が使用され、王室の行事には持参する。

ロシアでは近代医療は数年間の遅れがあり、シベリア地区では鉱物、樹皮、薬草が使用され、プーチン大統領をはじめ共産党幹部の診療にシベ

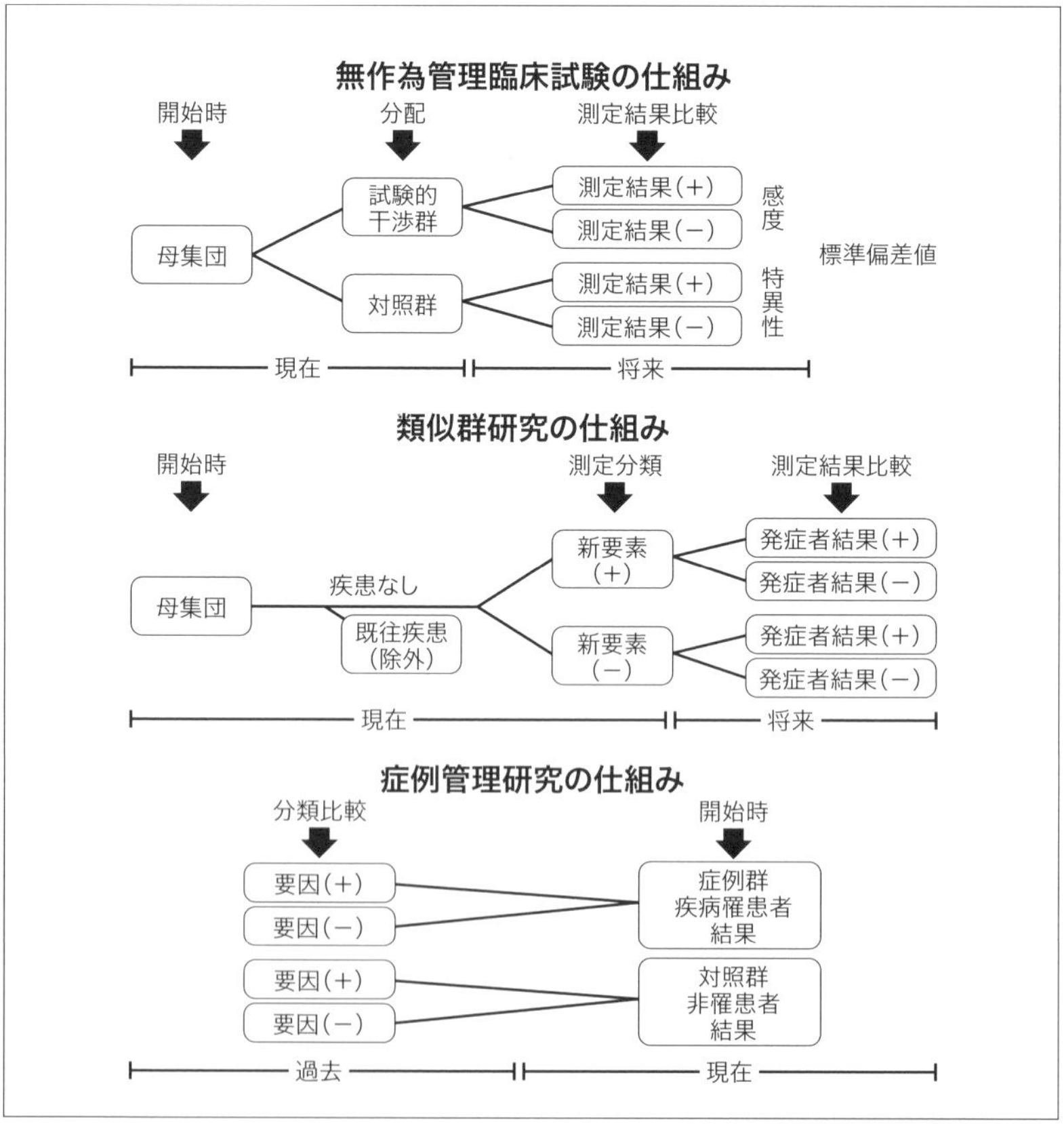

（表11−7　米国医療政策研究局（AHCPR）による文献の質的信頼度　　（著者作成）

リアからの医療士が従事しており、中医学、鍼が一般の国民に普及している。

日本は、漢方の生薬230種類に対して医薬品として医療保険での支払いが認められており、開業医による処方が可能であり、保険機能食品としてビタミン剤、ミネラル、アミノ酸なども使用され、鍼灸、柔道の整体術、按摩、禅瞑想などの伝統民族医療も普及している。漢方と鍼は疼痛抑制炎症性疾患や生活習慣病の予防と変性疾患への進展の抑制、終末期緩和医療、化学療法や放射線療法による副作用、不定愁訴、精神神経疾患、運動機能障害など近代医療では対応できない症例に活用が可能である。

東洋伝統医療は全身医療で、西洋医療は臓器中心医療

東洋民族伝統医療は、中医学、韓医学、アーユルヴェーダ、チベット医学と日本の漢方の五つであるが、いずれも体質と自然環境の変化に重点を置き、自然の驚異や摂理に逆らわず、恩恵を感受することで先祖への信仰と伝来の医療法を尊重し、それに基づいて長年の経験から収集した薬膳、生薬などを使用している。アーユルヴェーダでは将来の体質（プラクリティ）および生命エネルギー（ドーシャ）が診断に対して重要視され、ドーシャにはヴァータ、ピッタ、カパがあり、知、情、意と風、火、水土および乾動、温粘、冷塊により分類され、身体的、精神的、生活の特徴や食餌の好みの相違があり、それにより食餌、診療法が決められ、幼年期から成熟期を経

草花名	英語／インド語	製法と薬効
ASHOKA	Ashoka	①樹皮＋牛乳→月経不純　②樹皮を練る→外用消毒 ③花を煎じる→外用止血
HOLY FRUIT	Viiwa	①根を煎じる→下痢／嘔吐止め　②果実＋牛乳→赤痢 ③根を練る→外用消毒
PHYLIANTHUS	Tamalaki	①全草を練る→黄疸／肝炎　②全草を練る→外用ふけ止め　③全草を練る→不正出血
MYROBALAN	Vibheetaki	①粉果実＋はちみつ→鎮咳　②種＋ギィ／Triphala→強精剤　③種＋ギィ→老化防止
CASTOL	Erandol	①葉→抗リウマチ　②煎じ根→健胃剤 ③ひまし油→下痢
CLITORIA	Nill-koyala	①煎じ根＋ギィ→記憶増進　②花→抗毒剤 ③根を練る→甲状腺肥大
BORAGE	Pathercohur	①葉の煎じ汁→解熱剤／利尿剤 ②種を練る＋ひまし油→駆虫 ③葉の抽出＋ナツメ→コレラ
DRUMSTICK	Sehjan	①樹皮／葉を練る→外用関節痛 ②根を煎じる→尿結石／月経痛　③葉を煎じる→ビタミンA
東印SCREWTREE	Avarthlnl	①樹皮を煎じる→糖尿病　②根／茎煎じる→下痢止め ③根を煎じる→駆虫剤
FEVER NUT	Karaja	①種を煎じる→気管支炎／解熱　②種脂→外用排腸剤 ③葉粉→駆虫剤
FIREFLAME	Dhai,Tavi	①花の粉＋はちみつ→下痢止め ②花の粉＋牛乳→男性不妊症 ③花の粉＋ごま油→やけど
五葉 CHEATETREE	Samhalu	①葉→外用疼痛／抗炎剤 ②葉汁＋ひまし油→鎮咳／解熱 ③根を煎じる→鎮咳抗炎
GARDEN RUE	Pismarm	①全草油→駆虫剤　消化剤　②練った葉→子宮収縮剤 ③根／葉→外用鎮痛剤
HENNA	Mehandi	①葉油→脱毛／ふけ止め　②煎じた葉→黄疸 ③練った葉→水虫
HOLYBASIL	Thulsi	①煎じた葉＋生姜→かぜ薬　②葉油→アレルギー性鼻炎 ③生の葉→免疫増進
インドALOE	Ghigadour	①葉汁→やけど　②葉汁→月経痛 ③煮詰めた葉→抗炎剤
インドCORAL TREE	Pangra	①樹皮の皮→不正出血／無月経　②葉汁→利尿　睡眠剤 ③葉／樹皮→駆虫剤
CASSIA CINNAMON	Tejpat	①葉＋アルコール→食欲増進剤　②葉→去痰剤 ③葉→肝臓庇護
インドGALLNUT	Harad	①水に漬けた果実→体質改善　②果実→消化剤 ③果実の粉→やけど
インド GOOSEBERRY	Amia	①果実→糖尿病　②果実油→養毛剤 ③練った果実→緩下剤

（表11－8　インドのアーユルヴェーダの主要生薬40種）

草花名	英語／インド語	製法と薬効
インドLIQUORICE	Gunci	①練った葉→関節炎／鼻ポリープ　②練った種→白斑症 ③根／葉→催吐剤
インドOLEANDER	Kaneer	①根の皮→強心剤②　水に浸した皮→気管支炎 ③根の皮→皮膚潰瘍
INDIGOPLANT	Neel	①葉汁＋はちみつ→肝炎／黄疸 ②根粉＋ヤギ乳→排尿困難　③葉粉＋ギィ→解毒剤
JUNGLEGERANIUM	Rangan	①練った根＋花＋椰子油→皮膚炎 ②練った根＋水→下痢止め　③練った花→皮膚染色
LEMONGRASS	Gandatrin	①葉油→外用鎮痛　②煎じた葉→吐き気止め ③煎じた葉→腸内ガス止め
MADAR	Aagavana	①葉汁→リウマチ熱　②葉粉→皮膚潰瘍 ③乾燥した花＋こしょう→気管支炎
MALABARNUT	Adusa	①葉／根汁→気管支炎／痔核　②煎じた根→吐き気止め ③練った葉→皮膚炎
MARGOSA	Neem	①練った葉＋ギィ→黄疸　②葉汁＋ひまし油→駆虫剤 ③煎じた葉／樹皮→胃潰瘍
POMEGRANATE	Annar	①未熟果実→無月経　②未熟果実＋砂糖／塩→食用増進 ③果実汁→吐き気止め
SHOE-FLOWER	Jasum	①赤い花→貧血　②練った花＋牛乳→不正出血 ③白い花→脱毛／ふけ
PIGWEED	Beshkapur	①煮た葉→貧血　②煎じた根／葉→利尿剤 ③葉→老化防止
SWEETBASIL	Babul	①葉汁→副鼻腔炎　②葉汁＋はちみつ→鎮咳剤 ③葉→頭痛薬
TAMARIND	Arupli	①練った葉→外用痛み止め　②葉粉→創傷治癒 ③花汁→痔核
THORNAPPLE	Datura	①練った葉／果実＋ごま油→関節炎　腰痛②葉→てんかん／麻薬③果実汁→ふけ止め
三つ葉CAPER	Baroon	①茎／根皮→腎臓結石　②煎じた樹皮→やせ薬 ③葉の湿布→外用膿止め
TRAILINGECLIPTA	Bhangrah	①葉汁＋ヤギ乳→偏頭痛　②新鮮な果汁＋はちみつ→小児鎮咳剤　③新鮮な葉＋ひまし油→鎮咳剤
THUMBA Choye	halkusa	①全草汁→駆虫剤　②乾燥全草→虫よけ ③新鮮な葉汁→解熱剤
ULTRASUM-BEAD TREE	Rudra	①実首飾り→心臓病　精神病　②粉種＋水→水痘　麻疹 ③種粉＋はちみつ→小児喘息
CUCAS GRASS	Khas	①煎じた根→下痢止め／解熱剤 ②練った根→やけど／痛み止め　③練った根→臭気止め
WILD ASPARAGUS	Satavar	①根汁＋ギィ＋牛乳→過剰母乳止め ②葉汁→静脈瘤　③根汁＋牛乳→催眠剤

（表11－8のつづき）

て老年期にかけて変化する場合が多い。健康状態からの変化はドーシャの蓄積、悪化、広がりへと移行し、局在すれば病気を発生し、合併症が起こると死に至る（3章表3−2）。

アーユルヴェーダの使用生薬は数百種に上るが、有効性の高い40種類について使用部、薬効を示すと、消化器、呼吸器、皮膚疾患および駆虫剤、産婦人科疾患に対するものが多く伝染病疾患や悪性疾患には特効薬はみられない（表11−8）。

中医学は陰陽五行説から基礎理論が構築され五臓六腑の望、問、聞、切の四診で診断を行い、弁証、論治により処方を行う。

気は先天と後天とがあり中医学では気功に応用され推動、維持、防御、固摂、氣化の機能がある。血には栄養を与え、循環を司る機能面と、血液として水穀の気と清気を与える物質面があり漢方にも採用されている（4章図4−3）。

体質	太陽人	少陽人	太陰人	少陰人
気運	高上	高上	沈下	沈下
性質	男性的 短気 粗野	男性的 神経質 負けず嫌い	女性的 安逸 陰鬱	女性的 自信なし 嫉妬深い
体調	多尿 口渇	多汗 正常便通	汗かき 便秘	食欲旺盛 下痢気味
疾病	胃痛 垂涎 尿閉	便秘 頭痛 浮腫	循環不全 代謝不全 肥満	発熱 消化不良 冷え性
良い食物	そば／柿 貝／葡萄 鮒／薄菜 蟹／海鼠 梅桃	麦／なす 鯛／牡蠣 鮑／豚肉 麦酒／苺 バナナ	豆／牛乳 胡桃／栗 大根／銀杏 小麦／山芋	鶏肉／生姜 葱／桃 トマト 大蒜／栗
悪い食物	脂物／香辛料	葱／大蒜／胡椒	鶏肉／生姜／蜂蜜	瓜／牛乳／豚
社交	積極的 独断的 理想的	活動的 正義感 でしゃばり	無口 信頼感 努力家	計画的 気くばり 内向的

（表11−9　韓医学の四象体質説の分類と食養生体調、疾病との関連）

生薬名	効用	成分
1. ヤンチェン丸	身体の補益　老化防止　記憶力増進　知能指数向上	
2. 五味雪蛙散	精気養成　気補益　腎臓機能補佐　陽気強化	
3. バセンバター丸	保養　老化予防　身体均衡　疾病予防　老衰予防	
4. 四甘露	常緑補壽薬	シュッバ　カンバ　レコウトケン　麻黄
5. 五精華	筋肉補強　骨格補強　精気補給　栄養補給	岩精膏　寒水石　紅砂糖　蜂蜜バター
6. 七十味珍玉丸	抗脂血剤(心臓病・高血圧・脳溢血の治療薬)	金・銀・宝石などの珍宝類
7. レンチンマンジュル	滋養強壮　肝臓補益　胃の保護	160種類以上の素材

いずれの生薬も、無病の患者に対しては病気の予防効果をもち、体内の脈・気・明点の均衡を維持して、健康増進および長命につながるという。

(表11－10　チベット医学に用いられる生薬)
艾措千・アルラチベット医学センター理事長の記述をもとに作成

	生薬名	使用率／頻度	薬草	採取源	薬効	特徴
1	SHUDAG	14%／288	Acorus calamus	草花の根	消化剤、下痢止め、長寿薬、皮膚炎	苦み 温・粗
			Amethystea coerulea	草花の茎		
			Corydalis impatients		胸痛鎮静、外傷熱	
2	BASHAGA	17%／263	Odontites rubra	草花の茎	内臓熱	苦み 冷・粗
			Dianthus superbus	草花の花		
			Veronica cliata			
3	BONG DKAR	18%／271	Aconitum ambiguum			苦み 冷・鈍
			Baicalinne tunica	毒薬の根	丹毒、歯痛、抗蛇毒	
			Gentiana barbata	草花の茎		
			Gentiana dahurica			
4	TIG TA	10%／263	Gentiana pseudoaquatica	草花の茎	胆嚢炎、肝臓熱、頭痛	苦み 冷・鈍
			Gentiana pulmonaria	草花の茎		
			Viola patrinii			
5	SHIN MNGAR	23%／249	Glycyrrhiza uralensis	草花の根	鎮咳、吐き気止め、解毒、強壮剤	苦甘味 冷・粗
6	STAR BU	30%／102	Berberis sibirica	草花の茎	鎮咳剤、肺炎	酸味 温・乾
			Hippophae rhamnoides	草花の茎	血行改善、肝硬変	
7	SERJIMEDDOG	31%／189	Hemerocallis lilio		肺炎、潰瘍、肝炎	甘味 冷・乾
			Hemerocailis minor	草花の茎	血液疾患、鎮静剤	
			Hypericum ascyron	毒草の種	血便、糖尿病	
8	DZIN PA	37%／180	Aconitum altaicum		関節炎、痛風	苦甘味 温暖
			Aconitum ambiguum		感染症、鎮痛剤	
			Aconitum baicalense		駆虫剤、心臓病	
			Aconitum turccaninovil	毒草の根	胃潰瘍、リンパ腺炎	
9	GASDUR	38%／176	Bergenia crassifolia	稀草の根	感染熱、肺炎、風邪	甘味 清涼 冷・乾
			Polygonum bistorta	稀草の茎	浮腫、下肢疼痛	
			Rhodiola krylovii		アレルギー疾患	
10	DAG SHA	42%／166	Betula microphylla	灌木の葉	胸痛、骨折、利尿	甘辛味 冷・鈍

(表11－11　モンゴルにおける主要な生薬)

宋時代には、陰陽、虚実、表裏の病状推移と攻法の方剤と補法の補剤の使用法についての規約が完成し、病状の進展により太陽病、少陽病、陽明病、少陰病、太陰病、蕨陰病に分類され、攻法を用いるかが決められた（4章図4－8）。

韓国では伝統医療でも中医学からの影響で四象体質説から太陽人、少陽人、太陰人、少陰人という分類が受け継がれ気運、性質、疾病、良い食物、悪い食物と社交性により食餌療法、生薬の投与が決定されるようになった（表11－9）。

漢時代に中医学が日本に到来し日本独自に改善したのが漢方であり、煩雑な理論を論理的に単純化し、四診により診断し、陰陽と寒熱、虚実、表裏の六病位と気血水により病人の証により方剤を処方している。これらを近代医療と照らし合わせてみると、陽は交感神経亢進、陰は迷走神経亢進と考えられ、気は環境要因と精神力であり、血は体力、体質であり、水は免疫反応と解釈すれば相互の融合の道が見えてくる（5章図5－1）。

主要漢方生薬で含有漢方薬は薬物学により粉末化、抽出され、成分、用量、効用により上品、中品、下品に分類された（5章表5－1）。

チベット医学はチベットおよびモンゴルで伝統医療として用いられており、いずれの国においてもラマ僧が診療に従事しているが近代医療機関は僅少であり大半の国民は伝統医療に依存している。チベット地区では中医学は中国医師により施行されている。チベットの生薬はチベット医学センター独特のもので鉱物、貴金属、宝石、蜂蜜など約１６０種類が使用されており（表11

10）、モンゴルでは草花の花、根、茎、種、灌木の葉などが約300種使われている（表11−11）。

ちなみにチベット医学と中医学では脈診に相違があり、左右の指による臓器診断も異なっている（表11−12）。

伝統医学における体液と体質の相関を示すとチベット医学のルンはアーユルヴェーダのヴァータ、漢方の気、ユナニ医学の黒胆汁質、韓医学の太陽人に相当しティーバ、ベーケン、ティーバ＋ベーケンはアーユルヴェーダのピッタ＋カパ、火、水、漢方の瘀血、水毒、ユナニ医学に血液質、韓医学の少陰人に相当しているが、いずれも体質に重きを置いており、自然に逆らわず自然界に存在するものは空または無から発生したものであり、その恵みと摂理を尊重し、自然神や祖先の霊を信仰し、呪術、生薬を使用する。西洋医学ではすべての事象は論理により証明することを追求し、疾病の原因の真実を求めて自然に対抗し積極的に資源を活用して治療法や薬剤、医療器具を作成しているのと正反対である（表11−13）。

東洋伝統医学と西洋医学の疾患と診断法、治療法の相違をみると、西洋医学には、自律神経系の診療は不得手であり、疾病の証や発病までの増悪や改善に対しての概念がなく、未病、已病に対する対応策も薬物や外科的治療の即効性に依存している。一方、東洋医学では多剤生薬の組み合わせにより相乗作用と拮抗作用により副作用を緩和し、症状を変化させて調節する点が異なる（5章表5−14）。

チベット医学における指と臓器の対応

患者の左手		医師の指	患者の右手	
大腸	肺	人差し指（患者＝女性）	心	小腸
小腸	心	人差し指（患者＝男性）	肺	大腸
胃	脾	中指	肝	胆
生殖器	左腎	薬指	右腎	膀胱

中医学における指と臓器の対応

患者の左手		医師の指	患者の右手	
小腸	心	人差し指	肺	大腸
胆	肝	中指	脾	胃
膀胱	腎	薬指	心包	三焦

（表11－12　チベット医学と中医学における脈診の相違）

チベット医学	ルン rLung	ティーバ mKhris-pa	ベーケン Bad-kan	ティーバ+ ベーケン
アーユルヴェーダ	Vatta 風　気	Pitta 火　木	Kapha 水　土	Pitta-Kapha 火　水
漢方	気	血	水	瘀血　水毒
古代ギリシヤ／ ユナニ医学	黒胆汁質 Melancholic	黄胆汁質 Choleric	粘液質 Phlegmatic	血液質 Sanguine
韓医学	太陽人	少陽人	太陰人	少陰人

（表11－13　伝統医学における体液と体質の相関）

漢方では宗教的、呪術的要素を哲学的観念により排除しているので、中医学、アーユルヴェーダ、チベット医学よりも受容され易いが、それらの食餌療法、生薬などを日本で応用する場合には自分たちの自然および生活環境に即したものに変革し、信仰的、呪術的な要素を排除し、中医学とは異なることを世界に表明すべきである。

まとめ

全人類の70％を占める人々が近代医療では治療が不十分とされている。先住民族や、先進国でも近代医療では治療不可能と見放されたり、治療費が高価なため敬遠せざるを得ない場合には、融合医療に比較的効果のある治療法があるので活用すべきであり、高齢少子化による医療介護費の高騰を抑制する効果もある。

融合医療で使用されるのは主として生薬であるが、日本では柔道整復士による整体術と脱臼、単純骨折の修復と国民の６％が利用している鍼灸も半数に疼痛抑制の効果があるといわれる。この場合、日本特有の鍼管を使用した０・16㎜の細小鍼が用いられる。

ＷＨＯによると加盟国の１３０カ国で中国式の経絡に基づいた鍼が普及しているが、最近では中国でも細小鍼を製造しており、他の先進国や新興国でも従来の太鍼の使用を止め、日本式の使い捨て細小鍼を使用しているという。

代替、補助医療という表現は著者が日本医事新報でALTERNATIVE、COMPLEMENTALを訳したのに始まるが、この言葉は西洋医療の立場から述べているので、伝統民族新興医療の表現に変更すべき時である。

また、確定的な動詞であるINTEGRATEDを統合と訳したが、統合は無選択にINTEGRATIVEという不確定な形容詞を使用しているので、すべてのイカサマ医療・邪教、暴力団体が経営する通俗医療を含んでしまうため、融合とすべきであろう。その場合は70％以上の効果の面と安全性が確立された生薬や術式のみを選択して西洋近代医療と同等の立場で相互の欠点を補うことが必要である。２０１０年に国際融合医療協会が設立されたのもこうした理由があるからである。

診断治療法の詳細についてはメディカルトリビューン社出版の「世界の医療事情リポート」、「これからの医療・介護はどうなる」、新宿区医師会雑誌２０１２年の「漢方薬、和漢薬の近代医療の疾病名に応じた処方」、「ネパール、モンゴル、チベット自治地区に於けるチベット医学」、ＪＭＳ社機関誌13年7月号「中国の伝統医療の変還と現状」同じく14年４・５月号の「近代先進医療と民族医療の融合で健康保持と医療費削減を」を参考にして下さい。

資料

世界の生薬リスト

年度	生薬名	抽出成分	発見者
1806	ケシの実(Poppy Seed)	阿片(モルヒネ)	セルチェネル(ドイツ)
1818	キナの樹脂(Cinchona Bark)	キニーネ	バレンティエ(フランス)
	マチンの種子	ストリキニネ	—
	鶴鳳	サントニン	
1828	狐の手袋(Fox Glove)	ジギタリス	プーサンコール(フランス)
	柳の葉	サリシン(アスピリン)	バイエル(ドイツ)
1831	ハシリドコロ(ロート)根	アトロピン	マイン(ドイツ)
1833	トリカブト(附子)根	アコニチン	ガイガー(ドイツ)
1864	カラバル豆	フィゾスチミン	—
1887	麻黄(Ephedra)根	エフェドリン	長井(日本)
1907	甘草(Liquorice)根	グリシライザ	チル(ドイツ)
1916	サイコ(柴胡)根	サイコサポニン	ヘッセ(ドイツ)
1926	黄連　黄柏	ベルベリン	—
1928	ペニシリンカビ	ペニシリン	フレミング(ドイツ)
1929	杏竹桃の樹皮	ストロファンチン	シンバチエ(フランス)
1936	袋クラーレ	ツポクラミン	キング(イギリス)
1940	大黄(ルーバーブ)根	センナサイド	—
1948	ホミカ	ウアバイン	スイス製薬
1957	竹筒クラーレ	サクシニールコリン	ボベ(ドイツ)
1996	イチイ(Yew)	タキソール	ホルウイッツ(アメリカ)

(表2−4　主要生薬製剤抽出成分年次)　(著者作成)

疾患名	生薬名
皮膚炎(dermatitis)	オーマツタイの油　キンセンカ　アロエ
関節炎(arthoritis)	唐辛子の葉(Cayenne)
喘息(asthma)	猫の手(Cat's paw)　麻黄(Ephedra)　ハシリドコロ(ロート根)　柴胡
枯草熱(hay fever)	イラクサ　黄連
免疫増進(immunity)	ルードベキヤ(Echinacea)　薬用(朝鮮)人参(Ginseng)
偏頭痛(migraine)	カミツレ(Feverfew)　蕗の葉(Butterbur)　センブリ(当帰)
風邪(common cold)	西洋ニワトコ(Elderberry)　狐のマゴ(Androrgaphis)　葛の根
糖尿病 (diabetis melitus)	肉桂(Cinamon)　ゴウヤ(Bitter melon)　白前樹(Gymneme) サンザシ(Blood psyllium)　サボテン(Prickly cactus)
高脂血症 (hyperlipidemia)	オオバコの種子　裸麦(Oats)　ニンニク(Garlic)　大豆(Soy)
胃腸炎 (gastroenteritis)	センブリ(胡黄連)　生姜(Ginger)　ゲンノショウコ　龍胆(Gentiana) 柴胡の根　芍薬の根　カラセンキュー　カミツレ　薄荷(Mint)
勃起不全(impotence)	茜草(Yohimbe)
気管支炎(bronchitis)	甘草(Licorice)根
心臓病(heart disease)	サンザシ(Hawthorn)の葉と果実
便秘(constipation)	緩下剤:大黄(Senna)根と茎　アロエ　白ウメモドキ(Cascara sagrada)樹皮　黒ウメモドキ(Cascara)樹皮　峻下剤:トウゴマの種子(蓖麻子油)　朝顔の種子(ケゴシ)　トウダイ草の種子(巴豆)
前立腺肥大症 (prostatic hypertrophy)	桃の木の樹皮　イラクサ(Nettle)　シン升麻(Black cohosh)　ノコギリヤシの葉(Saw palmetto)　ツルコケモモ(Cranberry)
尿道炎(uretitis)	ウワウルシ　タンポポ
更年期障害 (menopause)	桜草の葉(Primrose)　カラ当帰
認知障害(dementia)	銀杏の葉(Ginkgo biloba)　ヒゲノカズラ(Cayenne)
うつ病(depression)	オトギリソウの根(St. John's wort)

(表2−5　疾病の生薬治療)　(著者作成)

使用薬	摂取量	適応症	副作用	年間売上高
1. 銀杏の葉 (Ginkgo biloba)	120mg／日	アレルギー性鼻炎 アルツハイマー型認知症 喘息	胃腸障害 血小板減少 抗MAO抑制剤	180億円
2. オトギリ草 (St. John's wort)	300mg／日	うつ病 精神不安定 抗菌	抗MAOI 抗SSRI 抗ジギトキシン	160億円
3. 朝鮮人参 (Ginseng)	100～200mg／日	免疫力向上 抗酸化症 ストレス	乳房疼痛 低血糖症 血小板減少	120億円
4. ニンニク (Garlic)	4g／日	高コレステロール血症 抗菌 高血圧症	胃腸障害 アレルギー性皮膚炎 血小板凝集阻止	110億円
5. ルードベキア (Echinacea)	1～2mg、1日3回	免疫亢進 上気道感染 外傷治療	一過性痒み 胃腸障害	80億円
6. ノコギリヤシの葉 (Saw palmeto)	160mg、1日2回	良性前立腺肥大	頭痛 腹痛	40億円
7. カバカバ (Kava Kava)	70mg、1日3回	精神不安 不眠症	胃腸障害 めまい 肝障害	20億円
8. 葡萄の種 (Grape seed extract)	150mg／日	抗酸化症 高コレステロール血症	禁煙の必要 血小板減少	15億円

（表2−6　米国で売上高の多い薬草）　（著者作成）

生薬

薬名	ラテン名	英語名	1日用量	薬効
1. Amalaki	*Emblica officinalis*	Indian gooseberry	2-4g	消化促進抗酸化
			P+	抗高脂血　免疫向上
2. Ashwagandha	*Withania somnifera*	winter cherry	2-4g	免疫増進　新陳代謝促進
			V+	抗関節炎　肝臓庇護
3. Bibhitaki	*Terminalia bellirica*	Beleric myrobalan	2-4g	消化促進　視力改善
			KP−　V+	発毛作用　鎮咳　下痢
4. Brahmi	*Hydrocotyle asiatica*	gotu kola	500mg-1g	記憶力増進　緩下剤
				血行促進　若返り
5. Guduchi	*Tinospora cordifolia*	heartleaf moonseed, amrita	1-2g 2回	消化促進　抗リウマチ 免疫力刺激　精力増進
6. Guggulu	*Commiphora wightii*	guggul	450mg×2×3	消化促進　抗高脂血
			VK−　P+	精力増進　抗高血糖
7. Kumari	*Aloe barbadensis*	aloe	2錠×2	緩下剤　精力増進
			P+	肝臓庇護　抗寄生虫
8. Kutki	*Picrorhiza kurroa*	katuka	1-2g	肝臓庇護　血液浄化
			PK−	抗酸化　免疫増進
9. Haritaki	*Terminalia chobula*	chebulic myrobalan	1-2g	抗ウイルス　抗腫瘍
			V−	抗喘息　抗炎症
10. Licorice	*Glycyrrhiza glabra*	licorice	1-2g×2	抗気管支炎　免疫増進
			PV+	抗炎症　抗ウイルス
11. Manjistha	*Rubia cordifolia*	Indian madder	1-2g×2	月経不順　解毒
			P−	血液浄化　殺菌
12. Nimba	*Azadirachta indica*	neem	500mg-1g×2	歯槽膿漏　抗皮膚病
			PK−　V+	血液浄化　駆虫
13. Pippli	*Piper longum*	long pepper	450mg×-1g×3	消化促進　下剤
			KV−　P+	若返り　精力増進
14. Shatavari	*Asparagus racemosus*	asparagus	2-6g	抗酸化　催乳
			K+　VP−	強壮剤　抗カンジダ
15. Shilajit	*Asphaltum punjabianum*	mineral pitch	1-2g×3	腎臓庇護　抗高血糖
			KV−　P+	抗寄生虫　抗貧血
16. Sunthi	*Zingiber officinale*	ginger	250-500mg×3	消化促進　精力増進
			KV−　P+	音声庇護　若返り

混成薬

1. Triphala(amalaki+bibhitaki+haritaki)	抗酸化　食欲増進　緩下剤　視力改善
2. Triphala+guggulu	抗肥満　解毒　視力改善
3. Trikutu(pepper+black pepper+ginger)	腸内ガス吸収　KV 消化　P 強壮

(表3−3　インドのアーユルヴェーダ生薬16種と混成薬3種)

	生薬名	使用率/頻度	薬草	採取源	薬効	特徴	記載率
1	SHUDAG	14% /288	Acorus calamus	草花の根	消化剤 下痢止め 長寿薬 皮膚炎	苦み 温・粗	8.4%
			Amethystea coerulea	草花の茎			
			Corydalis impatients		胸痛鎮静 外傷熱		
2	BASHAGA	17% /263	Odontites rubra	草花の茎	内蔵熱	苦み 冷・粗	8.2%
			Dianthus superbus	草花の花			
			Veronica cliata				
3	BONG DKAR	18% /271	Aconitum ambiguum			苦み 冷・鈍	7.9%
			Baicalinne tunica	毒草の根	丹毒歯痛 抗蛇毒		
			Gentiana barbata	草花の茎			
			Gentiana dahurica				
4	TIG TA	10% /263	Gentiana pseudoaquatica	草花の茎	胆嚢炎 肝臓熱 頭痛	苦み 冷・鈍	7.6%
			Gentiana pulmonaria	草花の茎			
			Viola patrinii				
5	SHIN MNGAR	23% /249	Glycyrrhiza uralensis	草花の根	鎮咳 吐き気止め 解毒 強壮剤	苦甘味 冷・粗	7.2%
6	STAR BU	30% /102	Berberis sibirica	草花の茎	鎮咳剤 肺炎	酸味 温・乾	5.6%
			Hippophae rhamnoides	草花の茎	血行改善 肝硬変		
7	SERJIMEDDOG	31% /189	Hemerocallis lilio		肺炎 潰瘍 肝炎	甘味 冷・乾	5.5%
			Hemerocallis minor	草花の茎	血液疾患 鎮静剤		
			Hypericum ascyron	毒草の種	血便 糖尿病		
8	DZIN PA	37% /180	Aconitum altaicum		関節炎 痛風	苦甘味 温暖	5.2%
			Aconitum ambiguum		感染症 鎮痛剤		
			Aconitum baicalense		駆虫剤 心臓病		
			Aconitum turcaaninovil	毒草の根	胃潰瘍 リンパ腺炎		
9	GASDUR	38% /176	Bergenia crassifolia	稀草の根	感染熱 肺炎 風邪	甘味 清涼 冷・乾	5.1%
			Polygonum bistorta	稀草の茎	浮腫 下肢疼痛		
			Rhodiola krylovii		アレルギー 疾患		
10	DAG SHA	42% /166	Betula microphylla	灌木の葉	胸痛 骨折 利尿	甘辛味 冷・鈍	4.8%

（表5－1　モンゴルにおける主要な生薬）

生薬名	価値／質	使用部	成分	使用量	作用	含有漢方薬名
①烏梅(ウバイ)	中品／温	果実	クエン酸(梅)	1-3mg	収斂／駆虫	当帰連翹湯／烏梅丸
②黄耆(オウギ)	上品／温	根茎	ブドウ糖／ショ糖	2-6mg	利尿／止汗	十全大補湯／帰脾湯
③黄芩(オウゴン)	中品／寒	根茎	バイカリン	1-6mg	解熱／消炎	柴胡桂枝湯／柴胡湯
④黄柏(オウバク)	上品／寒	樹皮	ベルベリン	1-3mg	収斂／消炎	十味敗毒湯／黄柏エキス
⑤黄連(オウレン)	上品／寒	根	ベルベリン	1.5-3mg	精神安定／健胃	清上防風湯／黄連解毒湯
⑥瓜子(カシ)	上品／微寒	種子	アントラキノン(瓜)	10-15mg	緩下剤／利尿	瓜子仁湯／活血散疹湯
⑦葛根(カッコン)	中品／平	根	ダイドセン(葛)	3-8mg	鎮痛／解熱	葛根湯／麦門冬湯
⑧甘草(カンゾウ)	上品／平	根茎	グリチルリチン	1.5-8mg	鎮痛／緩和	六君子湯／小建中湯
⑨杏仁(キョウニン)	下品／温	果実	アンズ	3-4mg	鎮咳／健胃剤	杏仁水／神秘湯
⑩桔梗(キキョウ)	下品／微温	根茎	サポニン(桔梗)	−	去痰／排膿	五積散／防風通聖散
⑪枳実(キジツ)	上品／寒	果皮	ダイダイ(夏蜜柑)	2-3mg	苦味／健胃	五積散／柴胡別甲湯
⑫桂皮(ケイヒ)	上品／温	樹皮	タンニン(ニッケ)	2-4mg	寒気／のぼせ	桂枝葛根湯／安中散
⑬牽牛子(ケンゴシ)	下品／熱	種	フアルビチン(朝顔)	−	下痢	八味疝気方／妙功十一丸
⑭紅花(コウカ)	開宝／温	花弁	カルタミン(紅花)	10mg	腹痛／婦人病	葛根紅花湯／強神湯
⑮五味子(ゴミシ)	上品／温	果実	木蓮	2-3mg	鎮咳／収斂	厚朴麻黄湯／小青竜湯
⑯柴胡(サイコ)	上品／微寒	根茎	サイコサポニン	3-9mg	解熱／鎮痛	柴胡桂枝湯／小柴胡湯
⑰細辛(サイシン)	上品／温	根茎	メチルオイノール	2-3mg	鎮痛／鎮咳	当帰四逆湯／麻黄附子細辛湯
⑱山薬(サンヤク)	上品／平	根茎	アルギニン(山芋)	5-10mg	止渇／止瀉	八味地黄丸／七賢散
⑲山梔子(サンザシ)	中品／寒	果実	ゲニポリイド(梔子)	2-5mg	利尿／消炎	加味逍遥散／梔子豉湯
⑳山椒(サンショウ)	中品／温	果皮	サンシオール(山椒)	3-5mg	利尿／健胃	椒梅湯／大建中湯
㉑地黄(ジオウ)	上品／寒	根	マントニール	3-8mg	鎮痛／補血	十全大補湯／八味地黄丸
㉒芍薬(シャクヤク)	中品／微寒	根	ペオニフロリン(芍薬)	3-6mg	鎮痛／弛緩	十全大補湯／大柴胡湯
㉓白朮(ビャクジュツ)	上品／微温	根茎	オケラ	3-5mg	利尿／健胃	加味逍遥散／補中益気湯
㉔生姜(ショウキョウ)	中品／微温	根	ジンゲロン(生姜)	3-6mg	止吐／厥冷	柴胡桂枝湯／五積散
㉕升麻(ショウマ)	上品／微寒	葉	フエラサン	1-3mg	発汗／解熱	補中益気湯／乙字湯
㉖人参(ジンセン)	上品／温	根	サポニン(朝鮮人参)	2-8mg	健胃／強壮	甘草瀉心湯／桂枝人参湯
㉗川芎(センキュウ)	上品／温	茎	グニジリド	2-5mg	鎮静／補血	益気養栄湯／四物湯
㉘石榴皮(セキリュウヒ)	下品／温	樹皮	ベレチエリン	30-60mg	条虫駆除剤	石榴根湯／鶏母湯
㉙蘇子(ソシ)	中品／温	葉	バルミチン(紫蘇)	2-5mg	発汗／鎮静	杏蘇散／柴胡厚朴湯
㉚大黄(ダイオウ)	下品／寒	果実	アロエエモジン	1-6mg	消炎／下剤	大柴胡湯／桂枝加大黄湯
㉛大棗(ダイソウ)	上品／温	果実	ナツメ	3-5mg	利尿／緩和	葛根湯／柴胡桂枝湯
㉜釣藤鉤(チョウトウコウ)	下品／寒	小枝	ニコフェリン(藤)	10mg	鎮静／解熱	抑肝散／釣藤鉤
㉝当帰(トウキ)	中品／温	根	グスチライド	2-5mg	鎮痛／補血	十全大補湯／乙字湯
㉞薄荷(ハッカ)	唐木／涼	葉	メントール(薄荷)	5-8mg	清涼／健胃	防風通聖散／補肝剤
㉟半夏(ハンゲ)	下品／温	根茎	成分未詳	32mg	鎮吐／去痰	柴胡桂枝湯／小柴胡湯
㊱百合(ビャクオウ)	中品／平	根茎	山百合	−	消炎／鎮咳	百合固金湯／辛夷消肺湯
㊲附子(ブシ)	上品／熱	根	アコニチン(烏兜)	0.2-0.5mg	鎮痛／利尿	四逆湯／真武湯
㊳防風(ボウフウ)	上品／温	根	成分未詳	5-8mg	発汗／解熱	防風通聖散／十味敗毒散
㊴蒲公英(ホウコウエイ)	唐木／寒	根	タンポポ(蒲公英)	15-20mg	催乳／健胃	蒲公英湯

(表6−1　主要漢方生薬の成分・用途・効用)

樹木名	生薬名	薬用部	主要成分	効能
①松(Pinus densiflora)				
	松脂	枝幹	テレピン油	外用、刺し抜き
		種子		高血圧
②竹(Phyllostachys nigra)				
	竹葉	葉(日干し)	葉緑素、リン	解熱、風邪
	竹茹	竹表皮(薄切り)	脂質・灰分	喘息
	竹瀝	竹汁(火あぶり)		去痰
③梅(Prunus mume)				
	梅実	果肉	琥珀酸、クエン酸	腹痛
	梅肉エキス	果肉	リング酸	下痢止め
	梅種	種子	アメグリン酸	風邪、夜泣き
	梅花	花		催乳
	梅酒	青梅		
④桜(Prunus yedoensis)				
	桜皮	樹皮(黒焼き)	桜膠、プロチン、カテキン	咳止め
	桜桃核	果実(日干し)	アラバン、アルビノーゼ	解毒
	桜種	種子		解毒
	桜花	花(陰干し)		食中毒
	桜葉	葉(煎ずる)		毒消し
⑤桃(Prunus persica)				
	桃仁	種子	アミタグリン、ブルナシン	精神異常、鎮咳
	桃葉	葉(日干し)		利尿、駆虫剤
	桃膠	樹皮	タンニン酸	下痢止め
	桃果	果実	カンフェノール、クモリン	鎮痛
⑥杏(Prunus armeniaca)				
	杏仁	種子	アミタグリン、オレイン酸	歯痛、風邪
	杏仁水	花(日干し)	シアン水素	去痰、便秘
⑦柚子(Citrus junos)				
	柚酸	果実	クエン酸、酒石酸	風邪、しもやけ
	柚皮果	果皮	ヘスペリン、ピネン、 シトラーレ	健胃剤、風邪
⑧南天(Nandina domestica)				
	南天実	果実	タンニン、アセトン	鎮咳、喘息
	南天葉	葉	トメスチン、サンチニン	船酔い、吐き気
	南天の木	茎	ベルベリン、マグノフィリン	歯痛
⑨黄柏(Phellodendron amurense)				
	黄柏	樹皮	ベルベリン	収歛剤、健胃剤、整腸剤

(表6－2　日本の樹木生薬)　　　　　　(牧幸男：薬草歳時記より)

草花名	薬名	薬用部	主要成分	効能
①朝顔 (Pharbitis nil)	牽牛子	種子	ファルブチン、オレイン酸、パルミチン	利尿、水腫、駆虫
②甘茶 (Hydrangea macrophylla)	甘茶	葉	フィロズルチン、アプルコサイド	胃弱、食欲不振、利尿
③碇草 (Epimedium grandiflorum)	淫羊藿	茎、葉、根	エピミシン、イカリイン、マグノフリン	健忘、強壮剤、陰萎
④黄蓮 (Coptis japonica)	黄蓮末	髭根、茎	ヘルパリン、オウレニン、コブチシン	止瀉、健胃、消化不良
⑤蒼朮 (Atractylis ovata)	おけら	根、茎	アトラクチロン、ヒネソトール、オイデスモール	健胃、利尿、発汗
⑥桔梗 (Platycodon grandiflorus)	桔梗末	根(乾燥)	サポニン、プラチコデイン	鎮痛、去痰、解熱
⑦片栗 (Erythronium japonicum)	片栗デンプン	鱗茎	デンプン	風邪、下痢、滋養強精
⑧菊 (Chrysanthemum morifolium)	黄菊、白菊	全草	カンファ、プロピオン酸、メリセチン	健胃整腸、鎮痛、解熱
⑨葛 (Pueraria lobata)	葛根	根	ダイセシン、フェラリン、デンプン	風邪、解熱、鎮痛
⑩現の証拠 (Geranium thunbergii)	勿忘草	地上部	タンニン、ケルセチン	腹痛、下痢、動脈硬化
⑪サフラン (Crocus sativus)	サフラン	柱頭	クロシン、テルペンフラコール	鎮痛、鎮静、健胃、強壮
⑫菖蒲 (Acorus calamus)	菖蒲根	葉、根	メチルオイゲノール、セスモテルペン	鎮痛、健胃、去痰、駆虫
⑬蛇の髭 (Ophiopogon japonicus)	麦門冬	塊根	オリゴサッカライト、デンプン	鎮咳、解熱、去痰、利尿
⑭芒 (Miscanthus sinersis)	芒根	根、茎	クエン酸、リンゴ酸、カリウム	風邪、解熱、利尿
⑮千振 (Swertia japonica)	当薬	全草	スエルチアン、ゲンチオピクロサイト	胃痛、嘔吐、二日酔い
⑯大麻 (Cannabis sativa)	芋実	葉、実	カンナピル、アトラヒドロカンナピル	喘息、便秘、月経不順
⑰蒲公英 (Taraxacum platycarpum)	タンポポ	全草	タラクチン、イノシット、クロロフィル	利尿、消化不良、催乳
⑱鳥兜 (Aconitum japonicum)	附子	塊根、子根	アコニチン、ヒパコニチン	中風、リウマチ、耳鳴り、腹痛
⑲十薬 (Houttuynia cordata)	ドクダミ	地上部	ベンサミド、クルントリン、アルデヒド	風邪、痔ろう、痔核
⑳繁縷 (Stellaria media)	ハコベ	茎・葉	クロロフィル、灰分	利尿、便秘、催乳、健胃
㉑昼顔 (Calystegia japonica)	旋花	全草	サポニン、ケンフロール、糖	膀胱炎、利尿、疲労回復
㉒向日葵 (Helianthus annuus)	ヒマワリ	種子、花、葉	オレイン酸、パルミチン	利尿、解熱、リウマチ、下痢
㉓蕗 (Petasites japonicus)	和観冬	蕾、フキノトウ	テルペン油、無機物、糖	去痰、鎮咳、解熱
㉔福寿草 (Adonis amurensis)	福寿草根	根、根茎	クマリン、アドニン	利尿、強心剤
㉕竜胆 (Gentiana scabra)	リンドウ	根、花	ゲンチオピクリン、ゲンチシン	健忘症、利尿、消炎
㉖虎耳草 (Saxifraga stolonifera)	雪ノ下	全草	サキシフラキン、ケルシトリン	鎮咳、健胃、消炎、解熱
㉗艾 (Artemisia vulgaris)	ヨモギ	根、葉	カプリン酸、カルミチン酸	高血圧、利尿、健胃、切り傷

(表6−3　日本の草花生薬)　　(牧幸男：薬草歳時記より)

植物生薬		
薬名	薬用部	効能
1. 蘆薈(アロエ)	葉汁	緩下剤、皮膚炎
2. 赤小豆(アカアズキ)	種子	利尿、解熱
3. 小茴香(ウイキョウ)	果実	健胃剤
4. オウゴン	根	消炎、解熱
5. 黄耆(オウギ)	根	利尿、止汗
6. 甘草(カンゾウ)	根	鎮痛、鎮静
7. 枳実(キジツ)	根	健胃剤
8. 桂皮(シナモン)	樹皮	解熱、鎮痛
9. 隈笹(クマザサ)	根、葉	健胃剤
10. 胡椒(コショウ)	果皮	胃弱、消化不良
11. 細辛(サイシン)	根	頭痛、解熱
12. 山帰来(イバラ)	根、茎	利尿
13. 山梔子(クチナシ)	果実	消炎、止血
14. 芍薬(シャクヤク)	根	収斂剤
15. 樟脳(ショウノウ)	根	血管拡張、強心剤
16. 地黄(ジオウ)	根	補血、強壮剤
17. セリ	根	血管拡張、月経不順
18. 生姜(ショウガ)	根、茎	利尿、健胃剤
19. 大黄(ダイオウ)	根	消炎、緩下剤
20. 沈香(チンコウ)	樹脂	鎮静剤
21. 陳皮(チンピ)	蜜柑皮	健胃剤、利胆
22. 丁子(チョウジ)	蕾	健胃剤
23. 独活(ウドノキ)	根	発汗、解熱
24. 苦木(ニガキ)	樹皮	健胃剤
25. 肉豆蔻(ニクズク)	種	健胃剤
26. 大蒜(ニンニク)	根	強壮剤、降圧剤
27. 半夏(カラスビシャク)	根、茎	健胃剤
28. 蕃椒(トウガラシ)	果実	抗炎、リウマチ
29. ヨセイグサ	根	鎮静剤
30. 紅花(ベニハナ)	花	腹痛、月経不順
31. 防風(ボウフウ)	根	解熱、発汗
32. 龍脳(フタバカキ)	樹脂	解熱剤
33. 木香(モッコウ)	根	吐き気止め
34. 連翹(レンギョウ)	花	利尿、消炎剤

動物生薬		
薬名	薬用部	効能
1. 蜘蛛(クモ)	黒焼き	外用、疣取り
2. 鯉(コイ)	魚肉	貧血、利尿
3. スルメ(ホシイカ)	全身	咳止め
4. 蜆貝(シジミ)	貝身	利尿、利胆
5. 麝香(ジャコウ)	鹿の分泌物	強壮剤
6. 蟾酥(ヒキガエル)	黒焼き	下痢止め、夜尿症
7. 津蟹(モクズガニ)	黒焼き	利尿剤
8. 反鼻(マムシ)	黒焼き	解熱、強精剤
9. 龍骨(マンモスの骨)	骨末	長寿薬
10. 蚯蚓(ミミズ)	黒焼き	風邪、解熱剤
11. 鹿角(シカの角)	角	解熱剤
12. 熊胆(クマの胆石)	胆石	利胆、長寿薬

鉱物生薬		
薬名	薬用部	効能
1. 硫黄(イオウ)	温泉水	外用、湿疹、関節炎
2. 鉛丹(エンタン)	四三酸化鉛	外用、排膿
3. 寧朱(ネイシュ)	水銀	吐き気止め
4. 硫酸亜鉛(リュウサンアエン)	水溶	目薬、消炎
5. 炉甘石(ロカンセキ)	亜鉛鉱	外用、止血、殺菌

日本民間薬:640種(植物482、動物95、鉱物63)

(表6−4　日本の民間薬)　　(大塚恭男：東洋医学より)

生薬名	英語名	日本名	薬効	使用物
近代および民族医療共通生薬				
Aloe ferox	Cape aloe	アロエ	Glycoprotein　傷治療　緩下剤	葉
Afropa belladonna	Deadly nightshade	イヌホオズキ	Atropin　瞳孔収縮剤　徐脈剤	葉
Cabbabis africa	Marijuna	大麻	Marijuna　麻薬　鎮痛剤	根
Cassine transvaalensis	Saffronwood	桂皮	Senna　健胃剤　緩下剤	樹皮
Cinchona pubescecus	Quinine tree	キニーネ	Quinine　抗マラリヤ剤	樹皮
Eucalyptus globuls	Eucali	ユーカリ	Eucali　抗鼻炎　風邪薬	葉
Glycyrrhiza glabeus	Liquorus	甘草	Liquorus　鎮咳剤　風邪薬	根
Papaver somniferum	Opium poppy	芥子	Opium　麻薬　鎮痛剤	実
Quinsia amara	BItter amara	苦木	Quinsiasoid　食欲増進剤	草木
Taxus baccau	Yew tree	イチイ	Taxol　抗癌剤	葉
伝統民族医療生薬				
Acacia eletior	River oceae	アカシヤ	下痢止　鎮咳剤	樹皮
Acacia xanthope	Fever tree	アカシヤ	鎮咳剤　のど痛止	樹皮
Acorus calamus	Sweet flag	菖蒲	健胃剤　下痢止	根／葉
Artomsia afrex	African wormwood	よもぎ	鎮咳剤　風邪薬　止血剤	葉
Albizia amara	Bitter albizia	合歓木	催吐剤	樹皮
Bowiea volubilis	Climbing potato	蔦芋	腔喘息　利尿剤　抗浮腫	球根
Cichorium intybus	Chicory	キクニガナ	胆汁排出剤　食欲増進剤	根
Drimia robusta	Satin squill	ヒヤシンス	利尿剤　催吐剤	球根
Eucomis autumnalis	Pineapple flower		術後回復促進剤　骨折修復剤	球根
Kigelia Africana	Sausage tree		抗リウマチ薬　酵素(ビール)	実
Leonotis leonurus	Wild dagga		抗てんかん剤　蛇咬治療剤	葉／茎
Lippia javanica	Faver tea		抗インフルエンザ　抗マラリア	葉
Pentansia pruneiloides	Wild verbena		抗ヤケド　抗関節痛　抗歯痛	根瘤
Ocotea builata	Black stinkwood	黒臭木	尿路消毒剤　鎮静剤	樹皮
Olea europea	Wild olive	オリーブ	降圧剤　利尿剤	葉／根
Psidium guajava	Guava	グアバ	下痢止　抗糖尿病	実
Scilla nataiensis	Blue squill	青海そう	催淫剤　不妊症治療薬	球根
Warburgia salutaris	Pepper-bark tree	胡椒の木	鎮炎剤　抗リウマチ薬	樹皮

(表11−2　東南アフリカの生薬)　　(著者作成)

生薬名	通応症　薬効	生薬名	通応症　薬効
ALWEKOSHKEL	頻頭痛薬　癇癪痙攣発作予防	MIAYA	鎮静薬　神経昂進強制薬
ALOE vera	下痢止め　消化管消炎薬	NATRI	唾液分泌強制薬　多汗症治療薬
CHEKEN	食欲増進薬　拒食症治療薬	NILLWE	早漏症治療薬
CHILKA	腰痛治療薬　坐骨神経痛治療薬	PAILLNNA	帯状疱疹止痛　坐骨神経止痛
FILEL	リウマチ関節炎治療薬	PAKUL	痔核治療薬　皮下出血治療薬
FIRI	慢性疲労症治療薬　集中力喪失治療薬	PALWEN	催淫薬　性欲促進薬
FOOLDO	利胆薬　高脂血症治療薬　肝庇護薬	PEULKO	骨粗鬆症治療薬　動脈炎治療薬
IREIRE	食後膨満感　ガス治療薬　抗酸薬	PELLUF	蜂窩織炎治療薬　皮下脂肪低下薬
KACHANLAWEN	逆流性食道炎治療薬	PELU	骨粗鬆症関節痛治療薬
KALCHAKURA	聴覚障害耳鳴り治療薬　中耳炎治療薬	PENGO	肝機能低下治療薬
KALLFUKO	膀胱炎治療薬　腎臓病治療薬	PICHICHENLAWEN	消化薬
KELLON	前頭部副鼻腔炎治療薬	PILUNWIKE	尿失禁治療薬
KINNTRAL	子宮筋腫　脂肪腫　疣治療薬	PIAPILA	抗うつ薬　覚醒薬
KOLIU RAYEN	更年期障害治療薬	PINAKA	白内障改善薬
KONGKILL	腎臓結石痛改善薬	PINKOPINKO	尿道感染症治療薬
KULEN	伝統的糖尿病治療薬	PIRKUN	新陳代謝促進薬
KUMELEN	鎮静薬　筋肉弛緩薬　強迫神経症薬	POYEN	催淫薬　生殖器血行増加薬
KURIDILLNGAU	抗アレルギー薬　蕁麻疹治療薬	RADAL	鎮咳薬　気管支炎治療薬
LELIANTU	前立腺肥大治療薬	REIKE	かぜ治療薬　インフルエンザ治療薬
LENGA	鎮痛薬　抗炎薬	RAQIDUAM	精神疲労治療薬　覚醒薬
LIGLOLKIN	睡眠薬　不眠症治療薬	TRAPI	痔核治療薬　三日麻疹治療薬
LITRE	動脈炎治療薬　血栓症予防	TRIKE	整腸薬　便秘緩下薬
MADEKO	リウマチ治療薬	TUPA	喘息治療薬　呼吸困難改善薬
MADEN	静脈瘤消炎薬	UNOPIRKEN	大腸過敏症治療薬
MAITEN	手肢皮膚炎治療薬　魚鱗症治療薬	WALTA	降圧薬　不整脈治療薬
MELISSA	神経不安治療薬　不眠症治療薬	WINKE	利尿薬　解毒薬

（表11－3　マプチェ民族の生薬エキス／Makelawen製薬）　　（著者作成）

薬品名	英語名	日本名	薬効	採取源
Abies cilicica	fir	モミ	消毒薬　利尿剤	樹皮・幹
Acacia nilotica	acacia	アカシア	創傷治療薬　虫下し	葉
Alkanna tinctona	alkanet	ウシノマタグサ	消毒薬　魚鱗症治療	花弁
Allium cepa	onion	玉ネギ	鎮咳剤　点耳薬	球根
Allium porrum	leak	ニラ	夜盲症　いぼ取り	葉
Allium sativym	garlic	ニンニク	喘息治療　蛇咬解毒剤	球根
Aloe vera	aloe	アロエ	解熱剤　消炎剤　火傷薬	葉
Althaea	marshmallow	(ビートロ)アオイ	気管支炎　胃炎治療	根
Apium	celery	セロリ	利尿剤　点眼薬	根
Cannabis sativa	hemp	麻	緑内障治療　消炎薬	葉
Ceratonia siliqua	carob	イナゴ豆	下痢止め　鎮咳剤	種子
Cuminum cyminum	cumin	セリ、クミン	消化剤　鎮痛薬	種子
Ficus carica	fig	イチジク	下痢　歯痛止め	果実
Glycyrrhiza giabra	licorice	甘草、リコリス	鎮咳剤　下剤	根
Myrtus communis	myrtie	ギンバイカ	尿路消毒剤　養毛剤	果実
Phoenix dactylifera	date	ナツメ	利尿剤　虫下し	果実
Papaver somniterum	poppy	阿片	鎮痛剤　下痢止め	種子
Punica granatum	pomegranate	ザクロ	駆虫剤　下痢止め	果実
Salix suberrata	willow	柳	食用増進剤　火傷薬	葉
Zizyphus spina	Chnst,s thom	ハナマツ	肝臓病治療　消毒剤	果実

(表11－4　エジプト伝統医療の主要生薬20種)　　　　(著者作成)

生薬名	使用部位	効能	生薬名	使用部位	効能
Ahuehute	樹皮　葉煎じ	火傷　下剤	Guamuchil	花　葉抽出	口内炎　鎮咳剤
Aile Birch	葉煎じ	解熱剤　抗炎剤	Guayaba	果実抽出	下痢止め　胃痛
Anil indigo	葉煎じ	避妊剤　鎮静剤	Guayacan	花抽出	梅毒　結核　止汗
Baiborin	花抽出	鎮痛　疲労回復	Guazuma	葉抽出	象皮病　ライ病
Barquilla	葉抽出	抗真菌剤　麻疹	Hierba de vibora	葉抽出	解毒剤　抗炎剤
Bayetilla	葉煎じ	黄熱病　抗炎剤	Hierba Luisa	葉抽出	下痢止　安定剤
Berro	葉煎じ	甲状腺腫　結核	Huinolo	葉抽出	風邪薬　チフス
Bretonica	茎煎じ	下痢止め　赤痢	Huizache	花抽出	糖尿病　食欲増進
Cedero	樹皮抽出	癲癇　解熱剤	Hibiscus	花抽出	高血圧　利尿剤
Chalahuite	樹皮煎じ	赤痢　胃痛	Legrimas de San pedro	葉抽出	糖尿病
Chicura	葉煎じ	陣痛促進	Mangle rojo	樹皮抽出	赤痢　糖尿病
Chaya	葉煎じ	糖尿病　下痢止め	Mango	種　樹皮抽出	口内炎　胃痛
Chote turi	花　果実　根	呼吸困難　糖尿病	Papayo	葉煎じ　果肉	喘息　消化剤
Cola de Venado	茎抽出	赤痢　腎疼痛	Pinguica	葉　果実煎じ	結膜炎　鎮咳
Contrayerba	茎抽出	蛇咬傷　性病	Tatachinole	根煎じ	鎮咳　胸痛
Cuachalalate	樹皮抽出	循環器病　膣炎	Texcalama	根乳液	嘔吐剤　胃痛
Cucharitas	花実抽出	下痢止め　胃痛	Tumbavaqueros	根煎じ	癲癇　安定剤
Dandelion	葉抽出	胆嚢炎　肝炎	Una de Gato	種煎じ	癲癇
Doradilla	葉煎じ	利尿剤　胆石	Vera Blanca	樹皮煎じ	マラリヤ　胃痛
Encino Oak	樹皮抽出	清涼剤　歯緩	Wereke Guareque	根煎じ	皮膚炎　糖尿
Flor de Mamnita	花抽出	心臓病　不安感	Zapo	葉煎じ	カンジタ感染
Flor de tila	花抽出	不眠症　神経衰弱	Zapote Blanco	種煎じ	不眠症　高血圧
Garanona	花葉抽出	血液清浄化	Tabachin	花抽出	鎮咳
Gobernadora	葉煎じ	水虫　癌　性病	Tabaco coyote	葉喫煙	喘息　関節炎
Gordolobo	葉煎じ	呼吸困難　喘息	Sauco Mexican elder	花抽出	気管支炎

（表11－5　メキシコのAZTEC伝統生薬50種（A.Gonzarez Stuart博士））（著者作成）

採取地区	生薬名	英語名	日本名／属名	薬効作用	採取源
ペルー	Eichhornia Crassipes	Waterhyacinth	水ヒヤスンス	抗寄生虫／抗生物質	葉／茎
ペルー	Tropaolum Majas	Indian cress	カプチーナ	利尿薬／抗壊血病	花弁／葉
アルゼンチン	Ceropia Pachystachiya	Ambay	アンベイ	抗酸化作用／抗生物質	樹皮
アルゼンチン	Bidens Pilosa	Begger Tricks	アモーセコ	気管支拡張作用	葉／茎
アルゼンチン	Berberis Buccifols	Berbery	カラフェイト	抗免疫作用	葉／茎
パラグアイ	Dirmys Winteri	Wintersberk	カネロ	解熱作用／消毒薬	樹皮
パラグアイ	lex Parguaiensis	Mate Tea	マテ茶	覚醒剤／利尿薬	葉／茎
パラグアイ	Maytenus llicifolia	Congorosa	コンゴロサ	抗胃潰瘍／抗胃酸薬	葉
パラグアイ	Aspidoperna Quebracho	White Quebracho	白ケブラチョ	強精薬／抗マラリヤ薬	葉／茎
アルゼンチン	Bacchiaris Trimara	Carqueja	カルケジャ	避妊薬／催淫薬	葉／茎
アルゼンチン	Aneclenanthea Celubina	Cebil	セビル	鎮痛作用	種子
アルゼンチン	Ladenthera Camara	Common Sage	サルビア	鎮静薬／抗リウマチ薬	葉／茎
アルゼンチン	Tobebuina Inpetgoint	Trumpet Bush	ボーダルコ	抗免疫薬／抗がん作用	葉
アルゼンチン	Achyrocline Saturpoides	Marcela	マルセラ	消化薬／抗痙攣薬	葉
アルゼンチン	Passiflora Coraliea	Fashion Flower	トケイ草	鎮静薬／睡眠薬	葉／実
アルゼンチン	Satueja Parivifolia	Herb d'amore	ムラムラ	強精薬／抗マラリヤ薬	葉／茎
アルゼンチン	Parcisonia Aculeata	Thorn Beens	シナシナ	抗菌薬／抗黴薬	花弁／葉
ブラジル熱帯	Tagetes Minita	Marigold	チンチラ	殺虫剤／抗黴薬	花弁／葉
ブラジル熱帯	Bixa Orellana	Annatto	アチイテ	抗血糖／抗酸化作用	種子
ブラジル	Dorstenia Braziliensis	Bezoar	コントライイエバ	鎮静薬／解蛇毒薬	葉／茎
ブラジル	Psldium Guajava	Guava	グアバ	抗血糖／下痢止め	葉
ブラジル	Heliotropium Amhelex	Blue Heliotrope	オタチリ草	鎮咳薬／利尿薬	葉
ブラジル	Petiveria Alliacea	Garlic Weeds	ニンニク草	消炎薬／抗リウマチ薬	葉／茎
チリ	Artemisia Copa	Copa Copa	コパコパ	血圧降下薬／抗リウマチ薬	葉
チリ	Amaramthus Candates	Princess Feather	葉鶏頭	抗脂質異常症薬／抗真菌薬	葉／茎

（表11－6　南米の主要生薬25種）　　（著者作成）

草花名	英語／インド語	製法と薬効
ASHOKA	Ashoka	①樹皮＋牛乳→月経不純　②樹皮を練る→外用消毒 ③花を煎じる→外用止血
HOLY FRUIT	Viiwa	①根を煎じる→下痢／嘔吐止め　②果実＋牛乳→赤痢 ③根を練る→外用消毒
PHYLIANTHUS	Tamalaki	①全草を練る→黄疸／肝炎　②全草を練る→外用ふけ止め　③全草を練る→不正出血
MYROBALAN	Vibheetaki	①粉果実＋はちみつ→鎮咳　②種＋ギィ／Triphala→強精剤　③種＋ギィ→老化防止
CASTOL	Erandol	①葉→抗リウマチ　②煎じ根→健胃剤 ③ひまし油→下痢
CLITORIA	Nill-koyala	①煎じ根＋ギィ→記憶増進　②花→抗毒剤 ③根を練る→甲状腺肥大
BORAGE	Pathercohur	①葉の煎じ汁→解熱剤／利尿剤 ②種を練る＋ひまし油→駆虫 ③葉の抽出＋ナツメ→コレラ
DRUMSTICK	Sehjan	①樹皮／葉を練る→外用関節痛 ②根を煎じる→尿結石／月経痛　③葉を煎じる→ビタミンA
東印SCREWTREE	Avarthlnl	①樹皮を煎じる→糖尿病　②根／茎煎じる→下痢止め ③根を煎じる→駆虫剤
FEVER NUT	Karaja	①種を煎じる→気管支炎／解熱　②種脂→外用排腸剤 ③葉粉→駆虫剤
FIREFLAME	Dhai,Tavi	①花の粉＋はちみつ→下痢止め ②花の粉＋牛乳→男性不妊症 ③花の粉＋ごま油→やけど
五葉 CHEATETREE	Samhalu	①葉→外用疼痛／抗炎剤 ②葉汁＋ひまし油→鎮咳／解熱 ③根を煎じる→鎮咳抗炎
GARDEN RUE	Pismarm	①全草油→駆虫剤　消化剤　②練った葉→子宮収縮剤 ③根／葉→外用鎮痛剤
HENNA	Mehandi	①葉油→脱毛／ふけ止め　②煎じた葉→黄疸 ③練った葉→水虫
HOLYBASIL	Thulsi	①煎じた葉＋生姜→かぜ薬　②葉油→アレルギー性鼻炎 ③生の葉→免疫増進
インドALOE	Ghigadour	①葉汁→やけど　②葉汁→月経痛 ③煮詰めた葉→抗炎剤
インドCORAL TREE	Pangra	①樹皮の皮→不正出血／無月経　②葉汁→利尿　睡眠剤 ③葉／樹皮→駆虫剤
CASSIA CINNAMON	Tejpat	①葉＋アルコール→食欲増進剤　②葉→去痰剤 ③葉→肝臓庇護
インドGALLNUT	Harad	①水に漬けた果実→体質改善　②果実→消化剤 ③果実の粉→やけど
インド GOOSEBERRY	Amia	①果実→糖尿病　②果実油→養毛剤 ③練った果実→緩下剤

(表11－8　インドのアーユルヴェーダの主要生薬40種)

草花名	英語／インド語	製法と薬効
インドLIQUORICE	Gunci	①練った葉→関節炎／鼻ポリープ　②練った種→白斑症 ③根／葉→催吐剤
インドOLEANDER	Kaneer	①根の皮→強心剤②　水に浸した皮→気管支炎 ③根の皮→皮膚潰瘍
INDIGOPLANT	Neel	①葉汁＋はちみつ→肝炎／黄疸 ②根粉＋ヤギ乳→排尿困難　③葉粉＋ギィ→解毒剤
JUNGLEGERANIUM	Rangan	①練った根＋花＋椰子油→皮膚炎 ②練った根＋水→下痢止め　③練った花→皮膚染色
LEMONGRASS	Gandatrin	①葉油→外用鎮痛　②煎じた葉→吐き気止め ③煎じた葉→腸内ガス止め
MADAR	Aagavana	①葉汁→リウマチ熱　②葉粉→皮膚潰瘍 ③乾燥した花＋こしょう→気管支炎
MALABARNUT	Adusa	①葉／根汁→気管支炎／痔核　②煎じた根→吐き気止め ③練った葉→皮膚炎
MARGOSA	Neem	①練った葉＋ギィ→黄疸　②葉汁＋ひまし油→駆虫剤 ③煎じた葉／樹皮→胃潰瘍
POMEGRANATE	Annar	①未熟果実→無月経　②未熟果実＋砂糖／塩→食用増進 ③果実汁→吐き気止め
SHOE-FLOWER	Jasum	①赤い花→貧血　②練った花＋牛乳→不正出血 ③白い花→脱毛／ふけ
PIGWEED	Beshkapur	①煮た葉→貧血　②煎じた根／葉→利尿剤 ③葉→老化防止
SWEETBASIL	Babul	①葉汁→副鼻腔炎　②葉汁＋はちみつ→鎮咳剤 ③葉→頭痛薬
TAMARIND	Arupli	①練った葉→外用痛み止め　②葉粉→創傷治癒 ③花汁→痔核
THORNAPPLE	Datura	①練った葉／果実＋ごま油→関節炎　腰痛②葉→てんかん／麻薬③果実汁→ふけ止め
三つ葉CAPER	Baroon	①茎／根皮→腎臓結石　②煎じた樹皮→やせ薬 ③葉の湿布→外用膿止め
TRAILINGECLIPTA	Bhangrah	①葉汁＋ヤギ乳→偏頭痛　②新鮮な果汁＋はちみつ→小児鎮咳剤　③新鮮な葉＋ひまし油→鎮咳剤
THUMBA Choye	halkusa	①全草汁→駆虫剤　②乾燥全草→虫よけ ③新鮮な葉汁→解熱剤
ULTRASUM-BEAD TREE	Rudra	①実首飾り→心臓病　精神病　②粉種＋水→水痘　麻疹 ③種粉＋はちみつ→小児喘息
CUCAS GRASS	Khas	①煎じた根→下痢止め／解熱剤 ②練った根→やけど／痛み止め　③練った根→臭気止め
WILD ASPARAGUS	Satavar	①根汁＋ギィ＋牛乳→過剰母乳止め ②葉汁→静脈瘤　③根汁＋牛乳→催眠剤

（表11－8のつづき）

生薬名	効用	成分
1. ヤンチェン丸	身体の補益　老化防止　記憶力増進　知能指数向上	
2. 五味雪蛙散	精気養成　気補益　腎臓機能補佐　陽気強化	
3. バセンバター丸	保養　老化予防　身体均衡　疾病予防　老衰予防	
4. 四甘露	常緑補壽薬	シュッパ　カンバ　レコウトケン　麻黄
5. 五精華	筋肉補強　骨格補強　精気補給　栄養補給	岩精膏　寒水石　紅砂糖　蜂蜜バター
6. 七十味珍玉丸	抗脂血剤（心臓病・高血圧・脳溢血の治療薬）	金・銀・宝石などの珍宝類
7. レンチンマンジュル	滋養強壮　肝臓補益　胃の保護	160種類以上の素材

いずれの生薬も、無病の患者に対しては病気の予防効果をもち、体内の脈・気・明点の均衡を維持して、健康増進および長命につながるという。

（表11－10　チベット医学に用いられる生薬）
艾措千・アルラチベット医学センター理事長の記述をもとに作成

	生薬名	使用率／頻度	薬草	採取源	薬効	特徴
1	SHUDAG	14%／288	Acorus calamus	草花の根	消化剤、下痢止め、長寿薬、皮膚炎	苦み 温・粗
			Amethystea coerulea	草花の茎		
			Corydalis impatients		胸痛鎮静、外傷熱	
2	BASHAGA	17%／263	Odontites rubra	草花の茎	内臓熱	苦み 冷・粗
			Dianthus superbus	草花の花		
			Veronica cliata			
3	BONG DKAR	18%／271	Aconitum ambiguum			苦み 冷・鈍
			Baicalinne tunica	毒薬の根	丹毒、歯痛、抗蛇毒	
			Gentiana barbata	草花の茎		
			Gentiana dahurica			
4	TIG TA	10%／263	Gentiana pseudoaquatica	草花の茎	胆嚢炎、肝臓熱、頭痛	苦み 冷・鈍
			Gentiana pulmonaria	草花の茎		
			Viola patrinii			
5	SHIN MNGAR	23%／249	Glycyrrhiza uralensis	草花の根	鎮咳、吐き気止め、解毒、強壮剤	苦甘味 冷・粗
6	STAR BU	30%／102	Berberis sibirica	草花の茎	鎮咳剤、肺炎	酸味 温・乾
			Hippophae rhamnoides	草花の茎	血行改善、肝硬変	
7	SERJIMEDDOG	31%／189	Hemerocallis lilio		肺炎、潰瘍、肝炎	甘味 冷・乾
			Hemerocailis minor	草花の茎	血液疾患、鎮静剤	
			Hypericum ascyron	毒草の種	血便、糖尿病	
8	DZIN PA	37%／180	Aconitum altaicum		関節炎、痛風	苦甘味 温暖
			Aconitum ambiguum		感染症、鎮痛剤	
			Aconitum baicalense		駆虫剤、心臓病	
			Aconitum turccaninovil	毒草の根	胃潰瘍、リンパ腺炎	
9	GASDUR	38%／176	Bergenia crassifolia	稀草の根	感染熱、肺炎、風邪	甘味 清涼 冷・乾
			Polygonum bistorta	稀草の茎	浮腫、下肢疼痛	
			Rhodiola krylovii		アレルギー疾患	
10	DAG SHA	42%／166	Betula microphylla	灌木の葉	胸痛、骨折、利尿	甘辛味 冷・鈍

（表11－11　モンゴルにおける主要な生薬）

あとがき

日本で融合医療を確立するには、民族伝統医療である漢方、鍼灸、禅、瞑想、柔道整復術、整体術のほか、健康機能食品や新興医療のうち安全で有効なものを選択して導入し、東洋医療では、インドのアーユルヴェーダ、ヨガおよび中医学の気功、太極拳のほかチベット医学の生薬などから安全で有効な術式、生薬などを採択し、日本独自の医療介護を確立すべきである。

有効性の判定という面では、RCTによる高度の有効性を求めることは不可能であり、他の先進国でもほとんどの民族伝統医療や新興医療は有効な実証性の証明が不可能なため、その使用はほとんどが推奨されていない。

邪教や営利のための効果のない術式や薬剤、健康食品を推奨する企業は、国際融合医療協会としては排除すべきであるが、安全で有効と信じている企業の学会での発表は許可すべきであるし、有効性の判定は厳格に行う必要があり、有効でないものは除外しなければならない。

殊にTPP、FTAが締結されると企業責任での効能指示により販売が可能となり、外国より無効とされる有害な健康食品、高価な新薬、医療機械の輸入が増大し、国民医療費の高騰が起こる危惧がある。

国内情勢や国際情勢が急速に変化しており、戦火の災や国際的テロ行為に対する対策のためには基本的近代医療介護施設が破壊された場合には全国的に普及している民族代替医療士による一般被災者に対する援助が有効利用され東日本大震災や熊本大震災に役立ったとされている。

２０１７年６月　廣瀬輝夫

廣瀬輝夫業績集

■研究内容

日本にて胃切除後愁訴の研究で博士号取得（１９５７年）、心房中隔欠損症新手術の開発（１９５５年）、僧帽弁狭窄症新手術の開発（１９５６年）、心不全症に人工透析使用、麻薬中毒者に人工透析使用（１９５９年）、実験動物に煙草により肺癌を発生させるのに成功（１９６０年）自家筋膜移植による人工心臓弁作成に成功（１９６１年）、無血開心術のための無血人工心肺を開発（１９６６年）し、世界最初の成功例として米国ＮＢＣテレビでも紹介、世界最初の冠動脈直接吻合手術（内胸動脈冠動脈バイパス手術）（１９６８年）米国ＣＢＳテレビで紹介、右胃大網膜動脈使用による心筋後壁血行再建バイパス手術に成功（１９７０年）、輸血不可能のエホバ教徒に対する世界最初の無血手術を１９６６年に施行して以来、過去23年間に約８０００例を手術、うち開心術約３００例を施行、手術症例は、一般・胸部・心臓及び血管外科を含め約３０００例

■受賞及び資格

米国医学会より日本人として始めての金メダル受賞、東洋人最初の米国胸部外科学会評議員、東洋人最初の米国心臓外科及び胸部外科専門医資格取得、米国外科学会評議員、米国心臓病学会評議員、米国胸部疾患学会評議員、米国血管病学会評議員、米国胸部外科学会評議員、米国腹部外科学会評議員、ニューヨーク医学学士院評議員、国際心臓血

管学会評議員、米国血管学会評議員、東久邇宮国際文化褒章（２０１５年）、アルバート・シュバイツァ国際文化賞（２０１６年）

■職歴

日本医療企画社 特別論説委員（１９８５～２００２年）、ゼオンメディカル株式会社 顧問（１９８９～２００２年）、明治製菓株式会社 医療顧問（１９９１～２００１年）、日本代替相補伝統医療学会 理事（１９９７～１９９９年）、日本統合医療学会（ＪＩＭ）理事（２００４～２００７年）、ＫＰＭＧ ヘルスケアジャパン株式会社 顧問取締役（１９９８～２００２年）、日本医療経営学会（ＪＡＨＡ）理事長（２００１～２０１３年）、日本医療経営学会（ＪＡＨＡ）名誉理事長（２０１４年～）、アユルベーダ医療融合協会（ＡＹＭ）理事長（２０１０年～）、秀明大学統合経営学部 名誉教授（２００６年～）、プレメディカル東京 学長（２００６年～）、国際融合医療協会（ＡＩＭ）理事長（２０１０年～）

■米国・カナダのテレビ、ラジオでの番組出演及びインタビュー取材

ＮＢＣ、ＣＢＳ、ＡＢＣ、教育テレビ番組（ニューヨーク、ニュージャージー、コネチカット、ペンシルバニア各州及びカナダ）

■日本のテレビ、ラジオでの番組出演及びインタビュー取材

フジテレビ（ドキュメント日本人）、ニューヨークフジテレビ、テレビ朝日（徹子の部屋、こんにちは二時）、テレビ東京（医食同源）、山本医療テレビ、ラジオ東京

■主な出版物

ジャパニーズドクター（講談社１９８７年）／アメリカが大変だ（日本医療企画社１９８７年／アメリカ医療は何処へ行く（日本医療企画社１９８８年）／無血手術法（金原出版社１９９０年）／アメリカ医療の苦悩と挑戦（日本医

療企画社１９９１年）／近代医療への警告　医の倫理（金原出版社１９９２年）／日本医療の活路を拓く（日本医療企画社１９９２年）／変わり行く老人病（日本医事新報社１９９４年）／在米日本医師の独白（学生社１９９２年）／環境医学事始め（シーエムシー出版社１９９８年）／日本よ！米国医療を見習うな（日本医療企画社１９９８年）／近代医療におけるクオリティ　オブ ライフ（日本アクセルシュプリンガー出版社１９９８年）／二十一世紀の医療について（東京青年１９９６年）／生と死に拘わる医療（日本アクセルシュプリンガー出版社１９９９年）／なぜエイズは克服できないか（シーエムシー出版社１９９９年）／日米医療はこうも違う（秀明出版会２０００年）／死の医学（学生社２０００年）／代替医療のすすめ（日本医療企画社２００１年）／生活習慣病の先端医療（メディカルトリビューン社２００１年）／皆保険を守る医療改革を（篠原出版新社２００２年）／医療経営の実際（篠原出版新社２００２年）／病気と病院に強くなる本（日新報道２００３年）／米国の医療教育から何を学ぶか（篠原出版新社２００３年）／これからの高齢者・ケアをどうするか（メディカルトリビューン社２００４年）／二十一世紀の日本の医療を問う（篠原出版新社２００５年）／崩壊寸前の医療と介護を救う（篠原出版新社２００７年）／日本の医療・介護のあるべき姿（篠原出版新社２００９年）／医療・医療経営統計データ集　監修（三冬社２０１２年～）／介護・看護サービス統計データ集　監修（三冬社２０１３年～）／世界の医療事情（メディカルトリビューン社２０１０年）／これからの医療・介護はどうなる？（メディカルトリビューン社２０１１年）／支出削減して高齢者医療・介護を守る方法（三冬社２０１３年）／融合医療 世界の民族伝統医療に学ぶ日本の医療（三冬社２０１７年）

■特別講演

日本医学会総会（二回）、日本外科学会総会、日本臨床外科医会総会（四回）、日本病院会総会（二回）、全日本病院会総会、公私病院連合会総会、日本自治会病院会（二回）、日本心血管インターペンション学会総会、日本外科系連合会総会、群馬県医師会総会、栃木県医師会総会、茨城県医師会総会、福岡県医学会総会、尾道市医師会総会（三回）、日本保険診療学会総会、日本診療録管理学会総会、日本腎臓病学会総会、日本医療法人協会総会、滝川市医師会、釧路市医師会、九州医学会総会（三回）、福山医師会総会（三回）、大宮市医師会総会（二回）、新宿区医師会（四回）、浦和市医師会、安中市医師会、岩城市医師会、横浜市医師会、北九州市医師会総会（二回）、札幌医師会総会、広島市

病院会（二回）、大阪府病院協会（二回）、神奈川県病院協会（二回）、大和市臨床医研修会（五回）、山形市医師会総会、釧路市医師会総会、大阪府医師会総会（三回）、鹿児島市医師会総会（三回）、京都市医師会総会（二回）、福岡県医学会総会、福岡市医師会、熊本市医師会総会、宇都宮市医師会、会津医師会、神奈川県内科学会、腹膜透析研究会総会、大阪市医事懇話会（二回）、日本代替相補伝道医療学会総会（二回）、日本統合医療学会総会（四回）、日本栄養評議会、中部病院長寿研究会、千葉大学臨床研究会（二回）、千葉大学新講堂記念講演会、日本老人病学会総会、医療ジャーナリスト懇話会（四国）、YWCA青年会、湘南鎌倉病院セミナー（三回）、板橋中央病院セミナー（二回）、聖路加病院、セミナー（二回）、竹田病院セミナー、大道ボーパス病院セミナー（二回）、京都大学外科学会、小倉記念病院セミナー、福岡徳洲会病院セミナー、湘南鎌倉病院セミナー（二回）、福岡市国民保険協会、東北大学胸部外科セミナー、日本商業臨床ラボセミナー（二回）、サンスター株式会社セミナー（三回）、テルモ医療器具研究会（二回）、ゼオン医療器具研修会（三回）、明治製菓閥会社セミナー（二回）、ファイザー薬品会社セミナー、中外製薬会社セミナー、読売新聞社医療セミナー、セントケアセミナー、黒姫和漢薬研究会、山梨県保険協会総会、胸部外科専門医検討会、神戸大学外科学会、保健医療経営大學セミナー、札幌大学医学部セミナー、姫路独協大学セミナー、横浜市立医科大学セミナー（二回）、聖マリアンナ大学セミナー、湯河原市民大学市民講座（三回）、国際長寿センターセミナー（三回）、日本医療経営学会総会（六回）、日本医療経営学会セミナー、秀明大学公開講演（二回）、日本大学院セミナー（四回）、日本ビジネスインテリジェンス協会（四回）、日本栄養評議会（二回）、鹿児島大学医学部年次総会（三回）、日本医療交流財団十周年記念総会、国際生命倫理研究会、国際心臓血管外科学会、国際医学史学会総会、國際人工臓器学会総会、米国胸部外科協会、胸部外科専門医協会、南ア医大心臓外科血セミナ韓国病院会総会、国際融合医療協会総会、国際融合医療協会セミナー、日本医工学治療学会第27回学術大会、国家ビジョンセミナー（三回）

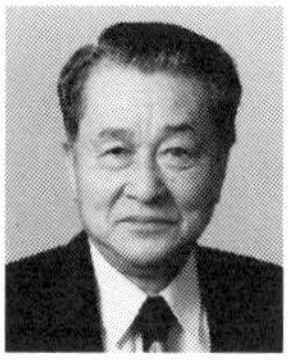

廣瀬 輝夫（ひろせ・てるお）

1926年　東京に生まれる
1948年　千葉大学医学部卒業。
　　　　卒業後に中山外科でがん手術の研究。
1954年　心臓外科研究のために渡米。
1957年　帰国、千葉大学医学部講師に就任。
1958年　再渡米しニューヨークで研究、医療活動に従事。
1974～1989年　ニューヨーク医科大学臨床外科教授。
2000～2006年　秀明大学医療経営学科長、主任教授。
現在、日本医療経営学会名誉理事長。

世界初無輸血開心術のための無血人工心肺開発、冠動脈バイパス手術、自家組織を用いた心臓弁の再建術などの新術式を開発。東洋人初の米国胸部外科学会評議員など国際諸医学会評議員を歴任。約120カ国、3万人の手術を行う。数々の業績により、米国医師会功労賞を受賞。
主な著書に、『これからの医療・介護はどうなる？』・『世界の医療事情リポート』（メディカルトリビューン）、『日本の医療・介護のあるべき姿』・『米国の医学教育から何を学ぶか』・『医療経営の実際』（篠原出版新社）、『医療・医療経営統計データ集』・『介護・看護サービス統計データ集』（三冬社・監修）など多数。

融合医療
世界の民族伝統医療に学ぶ日本の医療

平成29年8月25日　初版印刷
平成29年9月10日　初版発行

著　者：廣瀬 輝夫
発行者：佐藤 公彦
発行所：株式会社 三冬社
〒104-0028
東京都中央区八重洲2-11-2 城辺橋ビル
TEL 03-3231-7739　FAX 03-3231-7735

印刷・製本／中央精版印刷

◎落丁・乱丁本は弊社または書店にてお取り替えいたします。
◎定価はカバーに表示してあります。
ISBN978-4-86563-027-5